mdv

Hans Kadenbach

Requiem für Sabrina

Report

Mitteldeutscher Verlag

ISBN 3-354-00077-5

3. Auflage 1991
Printed in Germany
Umschlaggestaltung: Stefan Duda
Lichtsatz: Interdruck Leipzig GmbH
Druck und Bindearbeiten:
Leipziger Verlags- und Druckereigesellschaft mbH

Vorwort

Was kommt dabei heraus, wenn ein Poet, ein Dichter, einen technischen Bericht schreiben muß?

Diese Frage ist gar nicht so absurd, denn im vorliegenden Fall stand umgekehrt ein Techniker, der an schriftlichen Arbeiten, neben technischen Berichten, höchstens noch Protokolle von Sitzungen anzufertigen hatte, erstmals vor der Aufgabe, etwas aus dem Herzen, aus einem blutenden Herzen zu Papier zu bringen. Wenn deshalb das Protokollmäßige oder das allzu Technische nicht vermieden werden konnte, so bitte ich um Entschuldigung, ich bin nun einmal kein Dichter oder Schriftsteller.

Das Vorliegende ist demnach ein, wenn auch nicht technischer, so doch Bericht, kein Roman, nicht einmal eine Erzählung.

Ich schreibe als Betroffener. So können sich in mir unbewußt Umbewertungen, Umdeutungen, mitunter sogar Verfälschungen vollzogen haben. Wissentlich bemühe ich mich jedoch um eine wahrhaftige und objektive Darstellung der Geschehnisse und Erfahrungen.

Namen und Orte sind uninteressant, ich habe sie weggelassen oder geändert.

Es lag mir fern, mich in die Belange der Ärzte einzumischen, da aber jede Krankheit in erster Linie den Patienten und erst in zweiter Linie den Arzt etwas angeht, ich aber über einen Patienten geschrieben habe, ließ es sich nicht vermeiden, daß auch Dinge zur Sprache kommen mußten, die üblicherweise die Ärzte etwas angehen. Dabei entstandene medizinische Unkorrektheiten bitte ich entschuldigen zu wollen, denn ich bin auch kein Arzt.

Noch ein Wort zu den Ärzten. Wir haben unter ihnen Herrscher, Diener und Partner getroffen; ich kann mir nicht vorstellen, daß ein Kranker aus Angst vor dem »König Arzt« gesund wird, auch ist es unwahrscheinlich, daß ein Arzt erfolgreich arbeiten kann, wenn er sich vom »König Patient« tyrannisiert fühlt. Hoffen wir also, daß sich der Arzt als Partner des Patienten durchsetzt.

Warum ich das geschrieben habe, schreiben mußte?

Wenn Leid und Schmerz so groß sind, daß man nicht mehr weiß, wie man das alles aus sich hinausschreien, hinausfluchen oder hinausweinen kann, wird Schreiben zum Ventil.

Der »innere Befehl« jedoch, dem folgend ich das alles schreiben mußte, lautete etwa so:

Gib dem vergangenen Leben deiner Tochter nachträglich einen Sinn und versuche, Gedanken von ihr, Erinnerungen an sie oder Erlebnisse mit ihr unvergänglich zu machen. Einer dieser Versuche ist dieses Buch.

Hans Kadenbach

Heute, am 14. August 1976, wäre sie 19 Jahre alt geworden.

Gleich nach dem Frühstück gingen wir auf den Friedhof. Der Blumenberg von der Beerdigung war zwar schon ziemlich welk, aber dazwischen standen viele neue Blumen. Wir machten Ordnung und stellten 19 rote Nelken dazu.

Was für ein Geburtstag!

I

Sabrina entstand, als sich zwei junge Leute so sehr liebten, daß sie meinten, etwas derartig Tiefes und Schönes konnte es bisher auf dieser Welt noch nicht gegeben haben, genau so, wie es Millionen von Paaren in aller Welt und zu allen Zeiten auch glaubten und glauben werden.

Sie wuchs heran ohne irgendwelche Komplikationen. Obwohl sie einen Teil der einschlägigen Kinderkrankheiten mitmachte, war sie ein durch und durch gesunder Typ.

Sie hatte in jedem Alter eine hübsche Figur, wenn man davon absieht, daß sie in den letzten zwei bis drei Jahren durchaus etwas weniger »Backfischspeck« hätte haben können.

Eine Zeitlang lief sie jeden Abend mit Helga, meiner Frau, vier Runden um den nahen Sportplatz, »damit wir nicht so fett werden und weil es gesund ist«.

Im Laufe ihrer ganzen Schulzeit hat Sabrina nur wenige Tage wegen Krankheit gefehlt. Erst mit der Aufnahme ihrer »Berufsausbildung mit Abitur«, die nach Abschluß der zehnten Klasse mit »sehr gut« naheliegend war, zeigten sich hin und wieder kleine »Wehwehchen«, entweder Anginen oder, besonders in der letzten Zeit, Kreuzschmerzen.

Häufig wurden die kleinen, fiebrigen Halsschmerzen gar nicht aktenkundig, da sie meist nach dem Besuch einer Freitagsdisko auftraten (wir vermuteten durch Erkältung nach dem Tanzen) und am Montag schon wieder verschwunden waren.

Auf jeden Fall schlugen die Ärzte vor, die Mandeln herausnehmen zu lassen, was im Sommer 1975 angemeldet wurde und nach etwa halbjähriger Wartezeit erledigt werden sollte.

Als sie elf Jahre alt war, machte ihr der Blinddarm hin und wieder zu schaffen, so daß er eines Tages entfernt werden mußte. Es lief alles so schnell und komplikationslos ab, daß es kaum als Krankheit angesehen wurde. Sieben Jahre später war die Narbe kaum noch zu erkennen. Zudem lag sie fast in der Leistenbeugefalte. Sabrina war sehr stolz darauf, daß sie stoffarme Bikinis tragen konnte.

Seit Beginn des zweiten Lehrjahres, 1975, machte sich bei ihr zunehmend eine Eigenschaft breit, die recht untypisch für sie war. Wenn sie im ersten Lehrjahr, und das kam öfter vor, für eine Arbeit eine schlechte Zensur bekommen hatte, ging sie leicht darüber hinweg, wohl wissend, daß sie, wenn sie nur wollte, ohne große Anstrengungen diesen Schaden wieder ausbügeln konnte. Im zweiten Lehrjahr dagegen bekam sie bei jeder verhauenen Arbeit fast einen Weinkrampf.

Auch daheim wuchs merkbar ihre Neigung zu Tränen aus allerlei möglichen Anlässen. Wenn früher mit ihr über ihr Verhalten, ihre Zeiteinteilung, ihre Ordnung, ihre Pünktlichkeit, ihre Ehrlichkeit, ihre Zuverlässigkeit, ihre Sparsamkeit, ihren Fleiß, ihr Verhältnis zu Jungen und was es da alles noch an erziehungswichtigen Punkten geben mag, gesprochen wurde, so kamen Tränen nur dann, wenn sie kein Gegenargument mehr zur Hand hatte. Im letzten Jahr genügte schon ein kritisches Antippen, und die Tränen flossen. Während es früher sicher Wuttränen waren, so deutet vieles darauf hin, daß es in der letzten Zeit Tränen der Hilflosigkeit gewesen sein müssen.

Anfang 1976 hatte Sabrina einen Sportunfall in der Schule. Bei Übungen am Schwebebalken fiel sie hinunter, schlug mit dem Brustbein auf, und irgendwie wurden auch Rippen in Mitleidenschaft gezogen. Die anfängliche Atemnot verschwand sehr bald, die Rippen schmerzten zwar noch einige Tage, aber das war schnell überstanden, nur eine leichte Schwellung des Brustbeins blieb erhalten. Der Unfall wurde gemeldet, eine anschließende Untersuchung ergab jedoch keine besorgniserregende Diagnose. Die Erhöhung am Brustbein wurde als Bluterguß identifiziert, ein Bruch sei nicht eingetreten.

War es nun Zufall, oder hing es mit diesem Unfall zusammen, daß sie in der Folgezeit des öfteren über Schmerzen beim Atmen klagte? Wir wissen es nicht.

Als Sabrina noch nicht volljährig war, wäre sie, wenn wir es gestattet hätten, am liebsten jeden Tag zum Tanzen gegangen. Mit Eintritt in die Volljährigkeit hätte sie es gedurft, nun aber wollte sie nicht mehr, obwohl sie weiterhin gern tanzte. Aber so ist es ja wohl mit allen verbotenen Früchten. Ihre Tanzleidenschaft – sie selbst bezeichnete das

Tanzen als ihr einziges echtes Hobby – führte sie zu einer bekannten Tanzpädagogin, bei der sie in einer Gruppe Gleichgesinnter Unterricht nahm. Ihrem ausgeprägten rhythmischen Gefühl und ihrem Talent war es zu verdanken, daß ihr eine der Solistenrollen zufiel. Daheim hat sie uns, nach der Musik des Schlagers »Get down«, ihr Solo häufig und gern nach Schallplattenmusik vorgetanzt. Aber all das lag noch in ihrer Schulzeit. Nach Aufnahme der Lehre wuchsen die zeitlichen Schwierigkeiten so, daß es nicht mehr zu vertreten war, Sabrina in der Gruppe mitwirken zu lassen. Nur schweren Herzens verzichtete die Tanzpädagogin auf ihr »bestes Pferd im Stall«.

Zwischen dem 30. Januar und dem 1. Februar 1976 fand in ihrem Betrieb der traditionelle Fasching statt. Da diesen das jeweilige zweite Lehrjahr auszurichten hat, war diesmal Sabrinas Gruppe verantwortlich. Sabrina hatte übernommen, Plakate, Eintrittskarten und die dort allgemein üblichen Formulare der »Eheurkunden« zu entwerfen und auszuführen. Während des Faschings fungierte sie, in ständigem Wechsel mit einem Jungen, als »Pastor«. Es war ihre Idee, in der selbstgeschneiderten schwarzen Pastorenrobe, die sie die ganze Zeit über trug, nicht lachen und auch nicht tanzen zu wollen, um der Angelegenheit den »erforderlichen Ernst« zu geben. Am letzten Tag ging ich mit Helga hin und »heiratete« meine Frau gewissermaßen noch einmal mit dem »Segen« von der Hand unserer Pastorentochter!

Während sie also beim Fasching nicht tanzte, widmete sie sich beim Bergfest, Anfang April, nahezu ausschließlich ihrem Hobby. Ein Problem war jedoch, daß sie, als leidenschaftliche Tänzerin, Schwierigkeiten mit den Jungs ihrer Klasse hatte. Auch mit mir kam sie nicht zurecht, so daß sie meist mit Mädchen tanzte und dabei die Führung übernahm. Helga und ich erfreuten uns an der Vielfalt der Figuren und amüsierten uns über den Ernst in ihrem Gesicht.

Einige Tage vor diesem Bergfest klagte sie über Rückenschmerzen. Wir gaben ihr Rotlicht, womit die Angelegenheit nicht nur für uns, sondern auch für Sabrina erledigt war. Ihre Ausgelassenheit beim Tanzen gab uns recht.

Auch eine Woche später, am Tage der Jugendweihe ihres Bruders Oliver, war sie schmerzfrei.

Das darauffolgende Wochenende, Ostern, verbrachte sie bei einer Freundin in der Nähe von Berlin. Irgendwie ergab es sich, daß sie dort von einem Pferdewagen gesprungen ist. Danach, so erzählte sie uns, hatte sie unheimlich starke Schmerzen im Rücken, in den Beinen und beim Atmen. Erst nach längerer Zeit habe sie wieder gehen können.

Ostermontag – er ist ja Werktag – ging Sabrina wieder zur Arbeit. Meine Frau und ich saßen noch vor dem Fernseher, als unsere Tochter gegen 23 Uhr weinend ins Wohnzimmer kam und über sehr starke Schmerzen in Rücken und Oberschenkeln klagte. Wir gaben ihr eine Schmerztablette und schickten sie wieder ins Bett. Zwanzig Minuten später hörten wir aus ihrem Zimmer Stöhnen und Schluchzen. Ich fand sie, in ihrem Bett kniend, mit vornübergebeugtem Oberkörper, fast so, wie Mohammedaner beten. Auf meine Frage, warum sie sich nicht hinlege, sagte sie:

»Dies ist die einzige Stellung, in der ich meine Schmerzen einigermaßen ertragen kann!«

Ich kramte in meinen Arzneien und fand noch zwei Schmerzzäpfchen, von denen ich ihr eins gab. Als nach weiteren zehn Minuten ihr Stöhnen noch nicht aufgehört hatte, stellte ich sie ungehalten und barsch vor die Entscheidung:

»Entweder bist du krank, dann müssen wir einen Arzt anrufen, oder es ist nicht so schlimm, dann schlafe endlich!«

Sie wählte den Arzt, und ich rief den Hausbesuchsdienst des Krankenhauses an. Man teilte mir mit, daß es gegebenenfalls noch einige Stunden dauern könne, es sei denn, ich hätte die Möglichkeit, mit meiner Tochter hinzukommen. Ich sagte also zu Sabrina:

»Zieh dich an, ich hole inzwischen das Auto aus der Garage!«

Bereits zwei Minuten später kam sie mir angezogen entgegengelaufen, wenn auch etwas wackelig. Während der etwa zehnminütigen Wartezeit im Krankenhaus ging sie auf und ab, »weil es beim Laufen weniger weh tut«. Aber kurz bevor sie aufgerufen wurde, waren die Schmerzen auf einmal weg!

Eine Ärztin untersuchte sie und stellte als einzige Abweichung von der Normalität fest, daß es Sabrina nicht gelang, auf dem Rücken liegend die Beine anzuheben. Vielleicht war die plötzliche Schmerzfreiheit auf die Wirkung des Zäpfchens zurückzuführen, oder Nervensache?

Um diese Zeit herum war der internationale Subbotnik, der von den Lehrlingen in Form von Bauhilfsarbeiten für das neu zu eröffnende Freibad des Nachbarortes abgeleistet wurde. Zufällig erfuhren wir, daß Sabrina dort von ihren Klassenkameraden, weil sie sich wegen häufiger Rückenschmerzen wohl etwas zu oft ausruhte, »Omi« genannt wurde.

Am 29. April traf ich Sabrina, nach einer viertägigen Dienstreise zurückgekehrt, im Bett liegend an. Man vermutete Hexenschuß. Da ich auch ab und zu von einer Hexe »geschossen« wurde, waren entsprechende Gegenmittel im Hause. Ich gab ihr einige Tabletten mit der Versicherung, daß es dadurch sehr bald besser werden würde. Seltsamerweise stellte sich keine wesentliche Linderung ein, so daß Sabrina auch in den folgenden Tagen nicht arbeiten gehen konnte.

Kurzfristig mußte Helga am 7. Mai für drei Tage ins Krankenhaus. Für diese Zeit übernahm ich nicht nur die kleinen zusätzlichen Hilfsdienste an Sabrina: Verabreichung von Rotlicht, Einreiben und Massieren (vielleicht war das letztere, obwohl es sehr vorsichtig geschah, nicht richtig), sondern verstärkte sie sogar. Tatsächlich schien sich eine Besserung ihres Zustandes anzudeuten. Für den 9. Mai, einen Sonntag, hatten wir drei Karten für den »Fiedler auf dem Dach« in der Komischen Oper Berlin. Wir standen nun vor der Frage, wer von den beiden Kranken mitkommen könnte, Helga oder Sabrina. Da Helga erst am Nachmittag dieses Tages aus dem Krankenhaus entlassen und noch zwei Wochen krank geschrieben worden war und sich andererseits Sabrina besser fühlte, erklärte unsere Tochter, am nächsten Tag wieder arbeiten gehen zu wollen, und kam mit.

Ich fuhr also mit meinen beiden großen Kindern in die Oper nach Berlin. Und dies war eigentlich Sabrinas letztes Erlebnis als »freier Mensch«.

Sie hatte das Kleid angezogen, das wir ihr, im Verhältnis zur großen Wirkung, mit ungewöhnlich geringem Aufwand ein Jahr davor, zur Party anläßlich ihres achtzehnten Geburtstages, geschneidert hatten, knöchellang und fast rückenfrei. Dazu trug sie eine weiße Stola, die ich meiner Frau vor vielen Jahren auf unserem Handstrickapparat gestrickt hatte.

Ich fand Sabrina sehr schön und nahm mir vor: So mußt du sie unbedingt einmal fotografieren. Doch dazu ist es leider nicht mehr gekommen. Nur vor der Oper habe ich ein paar Aufnahmen gemacht, die letzten von ihr unter freiem Himmel.

Von diesem Musical war Sabrina, die sonst immer Schwierigkeiten mit dem langen Sitzen im Theater hatte, begeistert, obwohl es vier Stunden dauerte. Aber Thematik, Musik, Ausstattung, schauspielerische und stimmliche Leistungen, kurz die Inszenierung war so ganz nach ihrem Geschmack. Sie fühlte sich rundherum wohl.

Nur während der Fahrt sagte sie nach dem Passieren einer »Querrinne«: »Aua! – So was kannst du mit mir nicht machen, Vater!« Leider hatte ich es auf der Rückfahrt vergessen, so daß sie wieder klagen mußte.

An den nächsten drei Tagen ging sie arbeiten, wobei Helga einmal durch Zufall bemerkte, daß ihr ein Mitschüler die Schultasche trug und sie beim

Laufen ein wenig das eine Bein nachzog. Sabrina erklärte, die schwere Tasche nicht tragen zu können, und das Laufen mache ihr in der ausgeführten Art und Weise am wenigsten zu schaffen.

Einen Tag später war es mit dem Laufen wieder vorbei. Sie konnte nur noch nach vorn gekrümmt gehen, wobei sie sich auf die nach hinten gehaltenen Hände eines vor ihr Laufenden stützen mußte, grad so, als ob Kinder Eisenbahn spielen. Sie fuhr also nicht in ihren Betrieb, sondern mit ihrer Mutter im Auto zum Krankenhaus. Da sie aber Anfang des Jahres einmal in der Orthopädischen Klinik des Ortes – zwar ohne Befund, aber doch untersucht worden war, lehnte man in der Poliklinik des Krankenhauses eine Behandlung ab und verwies sie wieder an die Orthopädische Klinik.

Nur dem energischen Auftreten meiner Frau war es zu verdanken, daß Sabrina dort zugelassen wurde. Man behauptete, sie habe Lumbago (Hexenschuß), schrieb sie krank und verordnete »Aufhängen«. Zur Entlastung der Wirbelsäule mußte Sabrina nun täglich zur Klinik gebracht werden, was wir möglich machen konnten, weil Helga noch krank geschrieben war und es deshalb keine Transportprobleme gab.

Sabrina schlief, seit Oliver sein eigenes Zimmer unter dem Dach hatte, auf dem Wandklappbett. Die Konstruktion dieses Möbels sah keinen doppelten Federboden vor, daher war die Matratze etwas durchgelegen. Wir glaubten, dies sei vielleicht auch eine Ursache für Sabrinas Beschwerden. So fuhren wir am Freitag, natürlich ohne Sabrina, in meinen Heimatort, um die Großeltern zu besuchen und nach neuen Auflegematratzen zu sehen, die es bei uns in der erforderlichen Größe gerade nicht gab. Wir hatten Glück und konnten am folgenden Tag ihr Bett umbauen. Es war ihr wesentlich angenehmer, nur läßt sich der Vorteil eines doppelten Federbodens auch durch neue Matratzen nicht ausgleichen.

Am 17. Mai stellte man in der Orthopädischen Klinik fest, daß es so nicht weitergehen könne, denn die Maßnahmen führten eher zu einer Verschlechterung der bisherigen Situation. Daher wurde Sabrina am 18. Mai 1976 stationär in diese Klinik eingewiesen.

Wenn man von jenem Zeitpunkt aus etwa ein Jahr zurückblickt, so fällt auf, daß Sabrina eine ungewöhnlich große Zahl von Arztbesuchen absolvierte, daß eine Unzahl von kleinen und größeren Einzeluntersuchungen wie Blutbild, Blutsenkung, Urinuntersuchung, auch so etwas wie Rheumastatus (dessen Ergebnis im Herbst 75 gar nicht befriedigend ausfiel) und wie das alles heißen mag, durchgeführt wurde. In den meisten Fällen war es die Betriebsärztin, die solche Untersuchungen veranlaßte und die Sabrina an die entsprechenden Stellen überwies. Trotzdem vermochte niemand, sich aus diesen vielen Mosaiksteinchen auch nur eine ungefähre Vorstellung von dem zu machen, was sich später als massive Krankheit zu erkennen gab.

Im Gegenteil: Fast alle – die Betriebsärztin, die Klassenkameraden, zum Teil ja wir selber – waren der Meinung, sie »tünt«, sie täuscht Krankheit vor oder übertreibt, denn es paßte einfach nichts zusammen. So schnell, wie irgendwelche Schmerzen oder ein Unwohlsein auftauchten, so schnell verschwanden sie wieder. Wir schwankten zwischen Mißtrauen und Sorgen und erhofften von jeder neuen Untersuchung endlich Aufklärung.

Im April hatten wir uns der noch ausstehenden Mandelentfernung erinnert und Sabrina in die HNO-Spezialklinik geschickt, um sich zu erkundigen und zu mahnen. Zuerst erfuhr sie, daß die Operation bereits durchgeführt sei! Man korrigierte die Akten und gab ihr als neuen Termin den 5. Juli an.

Dieser Termin sowie ein weiterer beim Gynäkologen standen noch aus. Helga gab sie bei der Aufnahme in die Orthopädische Klinik mit an.

Der erste Eindruck, den wir von diesem Haus erhielten, ergab sich aus einem Dialog, den eine ältere Schwester, die die beiden ins Krankenzimmer geleitete, mit Helga führte.

»Hat Kinderlähmung, was?«

»Aber nein!«

»Konnte noch nie richtig laufen, was?«

»Doch, natürlich!«

»Haben Sie noch ein Kind?«

»Ja, einen Sohn!«

»Kann auch nicht laufen, was?«

»Aber doch!«

Dann wurde in ein kleines, mit sechs Betten belegtes Krankenzimmer eine krankenhausübliche Trage mit Rädern geschoben und Sabrina angewiesen, sich dort hinzulegen. Der in Erfahrung gebrachte Grund: Einlieferungen bzw. Neuaufnahmen im Haus müssen bis 9 Uhr erledigt sein; Entlassungen werden aber erst um die Mittagszeit vorgenommen, so daß sich zwangsläufig Überschneidungen ergeben.

Aber wir hofften, daß nun bald die wirkliche Ursache all ihrer kleinen und großen Wehwehchen gefunden sein würde.

Die erste Besuchszeit fiel schon auf einen Tag nach der Einlieferung und wurde deshalb von uns nicht wahrgenommen. Am Sonntag darauf ging es ihr zwar noch nicht besser, aber auch nicht schlechter. Sie erzählte von ihren Zimmergenossinnen, alles Frauen im späten Omaalter. Weil auch drei Mitschülerinnen gekommen waren, erfuhren wir nichts Näheres.

Am kommenden Sonntag (30. Mai) teilte uns Sabrina mit, daß sie mein Hexenschußmittel als Spritze bekomme. Ich fragte mich, wieso sie dann nicht längst gesund war, denn bei mir dauerte es höchstens zwei bis drei Tage bis zum Fitsein. Ihr dagegen schien es schlechter zu gehen als vorher. Mit dem Gefühl, daß des Pudels Kern noch nicht gefunden sei, verließen wir sie.

Während einer kleinen Autotour, die sich Oliver im Anschluß an den Krankenhausbesuch noch wünschte, bemerkten wir hinter einem Dorf, das man kaum auf der Landkarte findet, ein offensichtliches Erholungsgebiet von »Professor Unrat«. Sofort schlug ich vor, nach Kegelfedern für den Umbau von Sabrinas Bett zu suchen.

Bald rief uns Oliver aus dem Wald zu, daß er etwas Geeignetes gefunden hätte. Tatsächlich lag dort ein defekter Federboden, dessen Traversen und Kegelfedern kaum angerostet waren. In halbstündiger, harter Arbeit hatten wir zu dritt alles wichtige Material zusammen und fuhren zufrieden, wenn auch nicht mehr ganz sauber, nach Hause.

Ich will gleich einige Worte zum Verhältnis Sabrina-Oliver sagen. Meine Erfahrungen – und ich habe sechs Geschwister! – besagen, daß ein familiäres Zusammengehörigkeitsgefühl erst mit dem Eintritt ins Jugendalter zu erwarten ist. Kinder zanken sich immer, ob es Geschwister sind oder nicht. Mag es nun an den charakterlichen Unterschieden, am Altersunterschied von fast fünf Jahren oder an sonstwas liegen, richtig zusammen gespielt haben unsere Kinder kaum einmal, dagegen störten sie sich fast ständig allein durch ihre gegenseitige Anwesenheit. Durch irgendeine Kleinigkeit, ein Wort, ein Geräusch, ja, manchmal nur durch einen Blick fühlte der andere sich belästigt. Sofort kam Protest, worauf meist Streit und Beschimpfungen folgten und ab und zu sogar Prügeleien, wenn auch nie schlimme. Im Grunde wollte jeder nur ungestört sein.

Nachdem wir für Oliver ein eigenes Zimmer auf dem Dachboden eingerichtet hatten, war das Problem im großen und ganzen beseitigt. Daß sie trotzdem füreinander da waren und in ernsthaften Situationen einander beistanden, zeigte sich einmal ganz deutlich. Ich machte mit Oliver Schularbeiten, als Sabrina mit einer Frage zu mir kam. Da ich nicht gleich reagierte, war sie sauer und klagte: »Mit Oliver machst du dauernd Schularbeiten, aber wenn ich mal was von dir will, hast du keine Zeit für mich!« Oliver machte daraufhin eine provozierende Bemerkung, und schon gingen die gegenseitigen Beschimpfungen wieder los. Damit wir möglichst schnell wieder Ruhe hatten, ging ich ins Nebenzimmer. Um Sabrinas Frage beantworten zu können, brauchte ich ein Buch. Plötzlich hörte ich Sabrina schreien, aber ganz anders als im Streit mit Oliver, ganz ängstlich. Ich ging zurück, da kam mir Oliver verstört entgegen. Er faßte sich mit der rechten Hand an den Hals und fing an zu wimmern. Im selben Augenblick bekam ich einen Riesenschreck, denn einige Zentimeter unter seinem rechten Ohr ragte eine Stricknadel aus seinem Hals. Ganz mechanisch griff ich zu und zog sie heraus. Etwa sechs Zentimeter steckte sie in ihm. Sofort fing es heftig an zu bluten, und ehe ich noch begriff, was los war, rannte Sabrina und kam mit Zellstoff und Watte, um die Einstichstelle »abzudichten« und die Blutung zu stoppen. Sofort fuhren wir zur Poliklinik, doch bis dort hatte es bereits aufgehört zu bluten, und nur ein kleiner roter Punkt war noch zu sehen.

Wir hatten großes Glück. Oliver, weil er bis auf leichte Schluckbeschwerden an den kommenden Tagen keinerlei Schäden davontrug, und ich, weil das Herausziehen falsch war, aber glücklicherweise keine Komplikationen brachte. Richtig verhalten hatte sich nur Sabrina – trotz des vorhergegangenen Streites.

Zu diesem Unfall war es gekommen, weil Oliver auf einer Liege gesessen und sich aus Unwillen über den Vorwurf angeblicher Bevorzugung nach rechts hatte fallen lassen. Dort lag Helgas Strickzeug, und eine freie Nadel ragte senkrecht in die Höhe ...

Auf dem Weg zur Poliklinik jammerte Oliver vor sich hin: »Immer muß mir so was passieren, ich habe ewig Unglück!«

Er übertrieb. Mit seinen zwei Krankenhausaufenthalten – das erste Mal sechs, das zweite Mal vier Wochen – hatte er allerdings eine höhere Krankenbilanz aufzuweisen als Sabrina mit ihren fünf Tagen Blinddarm.

Um Sabrinas Gesundheit hatten wir uns nicht zu sorgen brauchen. Dann schon eher um Olivers, denn er hat Leberflecke, die entstehen und verschwinden, in ständigem Wechsel, so daß wir ihn schon vor Jahren einem Hautarzt vorgestellt haben. Ein großer Fleck wurde zwar entfernt, doch ergaben sich glücklicherweise keinerlei Folgen. Die Ängste um Sabrina lagen auf ganz anderem Gebiet.

Bis zu ihrem zehnten Lebensjahr hatte sie eine wahnsinnige Angst vor Feuer. Sie träumte nachts sogar davon und war nur schwer wieder zu beruhigen. An ihrem zehnten Geburtstag hat sie erstmalig in ihrem Leben ein Streichholz entzündet, für die Geburtstagskerzen, aber nur auf intensives Zureden hin und in unserem Beisein. Wen wundert es da, daß wir Angst davor hatten, ihr könnte im Zusammenhang mit Feuer etwas passieren? Bei Oliver hatten wir auch Angst. Er hatte im Gegensatz zu seiner Schwester eine große Neigung zum Feuer. Er gokelte oft und gern und stibitzte Streichhölzer, wo er sie nur kriegen konnte.

Um Sabrina fürchtete ich außerdem insgeheim die Zeit um den elften Geburtstag herum und war glücklich und zufrieden, als sie diesen Tag überstanden hatte. Der Grund: Meine ältere Schwester wurde nach einem Verkehrsunfall an ihrem elften Geburtstag begraben. Das war zwar im Jahre 1937, doch ist keiner vor der Angst vor einer eventuellen »Duplizität der Ereignisse« gefeit, zumal die älteste Tochter meines einzigen Cousins im Jahre 1973 mit neun Jahren ebenfalls das Opfer eines Verkehrsunfalls geworden war. Nun hatten wir die Kinder schon ziemlich groß, aber die Angst um sie wird man nicht los.

Es gab auch Beispiele dafür, daß beide Kinder recht gut miteinander auskommen konnten. Auf unsere Bitte hin hatte es Sabrina in den letzten beiden Jahren übernommen, Oliver wenigstens im Fach Russisch bei den Schularbeiten zu helfen. Und das klappte.

Wie schon erwähnt, machte Sabrina Berufsausbildung mit Abitur, d. h., von den fünf Arbeitstagen der Woche hatte sie drei Tage Schulunterricht fürs Abitur, einen Tag Berufsschulunterricht und einen Tag Praxis. Während ihr die reinen Schulfächer keinerlei Mühe machten und sie sich auch in der Praxis geschickt anstellte, bereiteten ihr die praxisverbundenen Berufsschulfächer ziemliche Schwierigkeiten. Der Abschluß von fünf dieser Fächer sollte in der letzten Juniwoche mit den entsprechenden Klausuren und mündlichen Prüfungen sein. Es liegt nahe, daß die Zeit davor voll zur Vorbereitung auf diese Fächer genutzt werden muß. Andererseits ist einzusehen, daß Sabrina, umgeben von fünf alten, teils klatschbedürftigen Frauen und dazu im

Bett liegend, nicht richtig arbeiten konnte. Ich suchte also einen ihrer Lehrer, einen ehemaligen Kollegen von mir, auf und bat darum, in der Schule einen Modus zu finden, nach dem Sabrina ihre Prüfungen würde nachholen können.

Damit sich am Krankenbett in Zukunft, zumindest im Familienkreise, keine unnötigen Überschneidungen ergeben und wir mittwochs beruhigt unserer Arbeit nachgehen konnten, organisierten wir die Besuche so, daß meine Schwiegermutter (mein Vater war auch gerade ins Krankenhaus gekommen) in der Woche und wir sonntags zu Sabrina gingen. Daher waren wir erst wieder zu Pfingsten dran.

Notgedrungen machten wir aus den Feiertagen »Krankenhaustage«. Nach der Stunde bei Sabrina, die uns immer noch keine Besserung ihres Gesundheitszustandes mitteilen konnte und die langsam ungeduldig wurde, weil sie meinte, daß man mit ihr nicht genug unternehmen würde, fuhren wir zum Krankenhaus meiner Heimatstadt, in dem mein Vater lag. Der Siebenundachtzigjährige hatte den Mut gehabt, sich freiwillig einer Bruchoperation zu unterziehen, was bestimmt nicht alle Tage passierte. Erfreulicherweise war die Operation komplikationslos verlaufen.

Obwohl die Besuchszeit vorbei war, machte es keine Schwierigkeiten, zu ihm zu kommen. Er lag allein in einem Zweibettzimmer und freute sich riesig über unseren Besuch. Ich half ihm, sich auf den Bettrand zu setzen, und wir unterhielten uns fast eine halbe Stunde. Nur Sabrinas Abwesenheit und ihre Krankheit warfen einen Schatten auf unser heiteres Zusammensein. Dann nahm ich meinen kleinen, leichten Vater auf die Arme und legte ihn wieder behutsam ins Bett zurück. Herzliche Grüße und Besserungswünsche für Sabrina waren seine letzten Worte. Auf der Heimfahrt bereute ich, von ihm, wie er da so glücklich lächelnd und kindlich klein auf seinem Bett gesessen hatte, keine Aufnahme gemacht zu haben.

Am Pfingstmontag baute ich vormittags verbissen, aber erfolgreich alle fünf Traversen mit ihren zwanzig Kegelfedern an Sabrinas Federboden. Nun konnte sie kommen, krumm zu liegen brauchte sie nicht mehr! Als wir ihr nachmittags davon berichteten, meinte sie verschämt: »Nicht so laut, es braucht ja keiner davon zu wissen!«

Aber gefreut hat sie sich doch. Damit mir so eine Nachlässigkeit wie am Tag zuvor beim Opa nicht noch einmal vorkäme, habe ich ein paar Aufnahmen von ihr gemacht und ausgerechnet solche, bei denen sie von ihrer Mutter gefüttert wurde.

Dazu muß man bemerken, daß das Essen in der Klinik wirklich gut und vielseitig war. Da Sabrina aber fast keinen Appetit hatte, suchte meine Frau sie mit hausgemachter Blumenkohlsuppe, einer ihrer Lieblingsspeisen, zu erfreuen.

All die Dinge, die sonst Kranke gern mitgebracht bekommen, waren reichlich vorhanden – alles konnte sie haben, hätten wir besorgt, aber Sabrina wollte nicht.

Für uns war es jedesmal aufs neue schmerzlich, wenn sie auf unsere Frage nach ihrem Befinden ihr Gesicht verzog und immer nur das eine Wort sagte: »Schlecht!«

So bat ich beim Stationsarzt um ein Gespräch. Seine Aussage paßte nicht so recht zu dem Eindruck, den wir von Sabrinas Zustand hatten. Seiner Meinung nach war »nur« noch notwendig, Sabrina von ihren Schmerzen zu befreien – was man noch nicht richtig im Griff habe. Nach etwa vierzehn Tagen Heilgymnastik könne sie dann entlassen werden.

Ich informierte ihn über Sabrinas Schulsituation, und er versprach, mit ihr darüber in angemessener Art zu sprechen. Später erfuhren wir, daß er sich dabei etwa so feinfühlend wie ein Elefant im Porzellanladen angestellt haben muß. Immerhin, so beruhigten wir uns, ging er davon aus, daß sie Ende Juni bei den Prüfungen mitmachen konnte.

Als ich bei diesem Besuch auf dem Stationsflur wartete, wurde Sabrina an mir vorbeigeführt. Es tat weh, sie so mühsam und auf eine Schwester gestützt laufen zu sehen.

Am nächsten Sonntag war wieder eine Mitschülerin bei Sabrina und brachte ihr Durchschriften von Aufzeichnungen einiger wichtiger Unterrichtsfächer. Da wir, wie immer, nach dem Besuch noch eine kleine Autotour machten, bot es sich an, das Mädchen nach Hause zu fahren. Natürlich drehte sich unser Gespräch um Sabrina und ihr Verhältnis zur Schule. Dabei kamen wir nochmals auf das Phänomen zu sprechen, daß Sabrina früher leichten Gemütes über eine »volle« Zensur hinweggegangen war, ihr im Gegensatz dazu in der letzten Zeit sofort die Tränen flossen. Wir erfuhren, die Klassenkameraden schoben das auf eine ihnen vorenthaltene unglückliche Liebe und ließen sie in Ruhe.

Nun, eine unglückliche Liebe hatte sie sicher nicht, aber verliebt war sie eigentlich immer. Wir respektierten alle ihre Liebeleien, baten sie jedoch darum, uns bei dem Verdacht, es könne etwas »Ernstes« werden, davon zu erzählen. Dieses Versprechen gab sie uns freiwillig, und einmal war es auch so weit. Wir luden den betreffenden jungen Mann zum Sonntagskaffee ein, und er kam.

Ich weiß nicht, warum über die heutige Jugend gesagt wird, sie sei so laut, frech und ungeduldig. Dieser große Junge saß etwa zwei Stunden auf einem Fleck, rührte sich kaum und ließ sich alle Antworten, die meist nur »ja« oder »nein« lauteten, aus der Nase ziehen. Wenn wir ihn nicht aufgefordert hätten, mit Sabrina in ihr Zimmer zu gehen ... ich glaube fast, er säße heute noch dort. Aber ein oder zwei Wochen später war es bereits aus. Sabrina meinte, er wollte auch nur das, was sie alle wollen, also ließ sie ihn sausen.

Im Gegensatz dazu hatte sie einen Klassenkameraden, klein, knabenhaft und unauffällig, der, wie es schien, wirklich und echt in sie verliebt gewesen ist. Diese Freundschaft dauerte schon ziemlich lange, stand aber immer im Schatten von anderen, aktuelleren, schnell auf-, aber ebenso schnell abflammenden »Lieben«. Er war so etwas wie eine »Bank«, ein zuverlässiger Notnagel, ständig bereit, dazusein, wenn Bedarf nach ihm war. Wir haben später eine Unmenge von kleinen Zettelchen gefunden, die in den Schulstunden geschrieben wurden und die, hin- und hergehend, ganze Liebesdialoge enthielten.

Diesen jungen Mann hat Sabrina mehrmals in

seinem Heimatort besucht, teilweise ohne unser Wissen. Von seinen Angehörigen war sie schon fast als zur Familie gehörig betrachtet worden. Sogar ausführliche Zukunftspläne über Wohn- und Lebensmöglichkeiten der beiden gab es bereits. Ein Foto dieses Freundes hatte sie im Krankenhaus ständig neben sich, was uns zeigte, daß auch sie die Zuverlässigkeit und Ausdauer des Jungen schätzte.

Er kam sie oft besuchen, wurde aber, da es ihm nicht möglich war, nur zu den Besuchszeiten zu kommen, und er auch uns nicht unbedingt begegnen wollte, häufig unverrichteter Dinge wieder davon geschickt.

Auf jener Spazierfahrt baten wir Sabrinas Mitschülerin, auf den Jungen dahingehend einzuwirken, daß er bei seinen Besuchen nicht nur über persönliche Dinge, sondern auch über schulische Angelegenheiten sprechen möge, damit Sabrina nicht zu sehr den Anschluß verliere. Sie versprach uns ihre Hilfe.

Die fortwährende Verschlechterung Sabrinas' Zustand veranlaßte uns, um ein weiteres Gespräch mit dem Stationsarzt zu bitten. Er gab uns einen Termin für den 17. Juni, und Helga fuhr hin. Sie erfuhr, wie wenig die Ärzte noch immer über Sabrinas Krankheit wußten. Inzwischen war unsere Tochter einem Neurologen vorgestellt worden. Sein Bericht – Helga konnte ihn lesen – schloß einen Tumor im Bereich der Wirbelsäule aus und räumte damit einem befürchteten Bandscheibenprolaps (-vorfall) ziemliche Wahrscheinlichkeit ein. Praktisch hieß das: Das Rückenmark muß geröntgt werden, was sehr kompliziert ist, nur in einem großen Krankenhaus gemacht werden kann und sich über drei Tage hinzöge. Der Termin für diese »Myelographie« genannte Untersuchung war für Ende des Monats vorgesehen. Wenn sie ein positives Ergebnis brächte, würde eine entsprechende Wirbelsäulenoperation nötig, die nur in Berlin-Buch, Magdeburg oder Leipzig ausgeführt werden könnte.

Auf die von meiner Frau gestellte Frage, was im ungünstigsten Fall die Folge wäre, hieß es: Querschnittslähmung!

Dieser Gedanke versetzte uns in großen Schrekken; wir beschlossen, falls eine Operation unumgänglich wäre, alles in unserer Macht Stehende zu unternehmen, um unsere Tochter nur dem besten Arzt der Republik zuzuführen.

Am Abend desselben Tages erreichte uns die Nachricht, daß mein Vater – nicht an den Folgen der Bruchoperation, aber vielleicht infolge der allgemeinen Schwächung durch sie – an Altersschwäche gestorben sei. Er hatte sich zu seinem obligatorischen Mittagsschläfchen hingelegt und war nicht mehr aufgewacht.

Trotz der Trauer waren wir fast glücklich und zufrieden, daß ein reiches und erfülltes Leben ein so friedliches Ende gefunden hatte. Leise und unauffällig, wie er lebte, ist er auch gestorben. Nur Sabrina weinte lange und bitterlich, als wir ihr am Sonntag darauf diese Nachricht überbrachten.

Aber wir wußten ja, daß sie, was öfter ausgesprochen wurde, als uns lieb und ihr dienlich war, das liebste Enkelkind meiner Eltern war. Sie hatte immer mal wieder das Bedürfnis, für einige Tage zu den Großeltern zu fahren, das letztemal im Februar 1976 – und das will für ein »erwachsenes Kind« schon etwas heißen.

Diese Sympathie, besonders die zwischen meinem Vater und Sabrina, veranlaßt mich, etwas zum größten Fest der »Sippe« zu sagen. Anfang Juli 1975 war die goldene Hochzeit meiner Eltern, und alle noch lebenden Geschwister und Schwäger, alle Kinder und Schwiegerkinder und die zwanzig Enkel, von vier bis achtzehn Jahre alt, insgesamt vierzig Verwandte, waren da und erlebten einen wirklichen Höhepunkt dieser großen Familie in – wie mir schien – nicht zu überbietender Harmonie und Freude.

Es wurde viel fotografiert. Nachträglich bemerkten wir, daß auf den Fotos häufig Opa und Sabrina nebeneinander standen oder einander umarmten.

Wenn auch zur Beerdigung meines Vaters nicht alle kommen konnten, so waren doch zumindest seine Kinder, d. h. auch die vier aus der BRD, anwesend. Es läßt sich denken, daß bestimmt ebenso oft von Sabrinas Krankheit wie von Opas Tod gesprochen wurde.

Nach Abschluß der Myelographie – so nahmen wir inzwischen an – muß Sabrina an der Wirbelsäule operiert werden. Wir überspielten unsere Angst mit Geschäftigkeit. Wo ist das beste Krankenhaus dafür, wer ist der beste Chirurg? Sämtliche möglichen Kontakte wurden erwogen. Mit Hilfe unseres Bekanntenkreises hätten wir zwischen der »Pfeifferschen Stiftung« in Magdeburg und einem namhaften Professor in Leipzig wählen können. Auch eine Oberschwester eines dritten Krankenhauses sagte uns jede mögliche Hilfe zu, und das wäre sicher eine ganze Menge gewesen – wenn wir hätten darauf zurückgreifen können.

Dann kam wieder ein Sonntag, also Besuchstag bei Sabrina. Wie auch schon zuvor beklagte sie sich darüber, daß es ihr ständig schlechter gehen und niemand etwas Einschneidendes unternehmen würde. Sie hatte bei jeder Bewegung des Körpers und der Beine sehr starke Schmerzen. Daher war auch das Erledigen der Bedürfnisse eine Qual. Einmal, vorher noch, ist Sabrina aufgestanden, aber nach zwei Schritten infolge von Krämpfen in den Oberschenkeln zusammengebrochen. Sie konnte überhaupt nicht mehr laufen! Später haben uns die Ärzte im Krankenhaus gesagt, daß sie zu diesem Zeitpunkt eine unglaubliche Selbstbeherrschung an den Tag gelegt haben muß, um nicht ständig vor Schmerzen zu schreien, denn die ihr gebotenen Dosen von schmerzstillenden Mitteln seien vergleichsweise klein gewesen.

Wenn sie trotzdem noch lachte und fröhlich sein konnte, so war das nur ihrer Lebenseinstellung, ihrem Optimismus und ihrem Temperament zuzuschreiben. Inzwischen hatte sich die Belegschaft des Zimmers etwas verändert. Ein etwa gleichaltriges Mädchen aus einem Nachbarbetrieb, Lehrling wie Sabrina, lag ihr, nach einer Knieoperation, schräg gegenüber. Sie hatte einen Kassettenrecorder dabei, und wir brachten von Sabrinas Freund ausgeliehene »Humorbänder« mit.

Ich kann mir vorstellen, wie oft die Kassetten gelaufen sind und wie die beiden gelacht haben; schließlich waren sie ja noch in einem Alter, in dem man albern sein darf. Wenn nun die Schwestern das Lachen gehört haben und anschließend Klagen über Schmerzen zu hören bekamen, will ich gern glauben, daß die eine oder andere nicht wahrhaben wollte, daß man auch unter Schmerzen lachen kann. Ich höre noch heute – und ich werde es nie vergessen –, wie Sabrina aus dem Herricht-Preil-Sketch »Mückentötolin« immer wieder eine Stelle in übertrieben-dramatischer Betonung zitierte:

»... in die Vene!«

»In die Beene! In die kleenen Mückenbeene!«

(Es geht dabei um eine Injektionsspritze!)

An jenem Sonntag berichtete sie uns auch ganz unglücklich, daß ihr eine Schwester gesagt habe, sie solle mal »aufstehen und das Haus bohnern und wischen«, dann würde es ihr besser gehen. Andere Leute litten auch unter Ischias (!) und hätten sich nicht so. Liebend gern, so meinte Sabrina, würde sie diesen Rat befolgen, wenn sie nur davon wieder gesund werden würde.

Als ich am darauffolgenden Mittwoch ins Schwesternzimmer ging, um Schreibzeug für eine von Sabrina zu unterzeichnende Vollmacht auszuleihen, meinte eine junge Schwester in recht schnippischem Ton zu mir: »Na, Ihre Tochter ist ja ganz schön verzogen und verwöhnt!«

Ich war wie vor den Kopf gestoßen. Zwar hatte unsere Tochter den Drang, alles Geld möglichst schnell wieder auszugeben. Sie meinte oft, sie habe eine Geldbörse aus Zwiebelleder – wenn sie hineinschaue, müsse sie weinen! Wir versuchten auf unsere Weise, sie zum Haushalten und eventuell zum Sparen zu bringen, indem wir sie ziemlich kurzhielten. Wir richteten ihr ein Sparbuch ein, aber der Anfangsbetrag von 180,- Mark wurde später nie mehr erreicht, nachdem sie sich erst einmal einen Betrag »nur vom Sparbuch geliehen« hatte. Andererseits sicherten wir ihr zu, ihre gesamte Bekleidung zu finanzieren – unter einer Bedingung: Jedes gekaufte Stück müsse auch wirklich angezogen werden. Und darin lag für sie die Schwierigkeit. Sie mußte sich festlegen, und das konnte und wollte sie nicht. So zogen wir oft von Geschäft zu Geschäft, und für nichts von all dem Angebotenen wollte sie sich entscheiden. Dazu kam noch die Unmöglichkeit, immer gerade das kaufen zu wollen, was auch alle anderen jungen Mädchen haben wollten, denn Sabrina schien Angst davor zu haben, anders als die große Masse gekleidet zu sein.

Da Sabrina nun aber darüber hinausgehende, finanziell aufwendige Hobbys oder Bedürfnisse nicht hatte, kann man wohl kaum davon sprechen, daß sie verwöhnt war. Ich wies diese Unterstellung also zurück, hatte aber den Eindruck, daß die Schwester etwa so dachte: »Armer Vater, kennt nicht einmal seine eigene Tochter!« oder »Reg' dich nicht so auf, ich weiß ja, daß kein Vater die Schwächen und Fehler seiner Kinder zugibt!«

Zunächst aber zurück zum Sonntag. Sabrina sagte uns, daß die Myelographie am Montag vielleicht doch noch nicht durchgeführt werden könne, weil sie in diesem Monat Juni nun schon zum drittenmal Blutungen habe.

Sabrina war im Verlauf der Wochen so hinfällig geworden, daß wir jede weitere Verzögerung fürchteten.

Am Montagmittag rief ich den Stationsarzt an. Er bestätigte: Sabrina kam noch immer nicht zur Untersuchung.

Wir versuchten mit dem Chefarzt der Klinik einen Termin auszumachen, wurden jedoch an den Oberarzt verwiesen.

Auch von ihm konnten wir leider nichts Neues erfahren. Auf unsere Fragen bekamen wir meist nur ein Achselzucken als Antwort. Schließlich unterstellten wir ihm, daß u. E. das Haus mit diesem Fall überfordert sei – worauf er bedauernd nickte.

Noch unruhiger, als wir gekommen waren, verließen wir ihn wieder.

Am schon erwähnten Montag lag Sabrina lediglich noch auf einer Seite, da sie sich, der großen Schmerzen wegen, nicht mehr im Bett umdrehen konnte. Sie sagte nur: »Holt mich hier 'raus, sonst gehe ich noch kaputt!«

Mit wem wir uns in den folgenden Stunden auch berieten (beispielsweise mit der Heilgymnastin der Klinik, die sich unserer Meinung nach die ganze Zeit über um Sabrina gekümmert und gesorgt hatte), zu wem wir mit unserer Not und Ungeduld auch gingen – immer liefen alle Überlegungen darauf hinaus, daß allein die Myelographie Auskunft über Sabrinas Leiden zu geben versprach.

In den späten Vormittagsstunden des 1. Juli erhielten wir im Betrieb einen Anruf der Klinik, in dem uns mitgeteilt wurde, daß Sabrina sofort ins Krankenhaus überführt werden müsse, da eine Operation notwendig wäre.

Voller Unruhe trafen wir um 16 Uhr mit dem Chefarzt zusammen. Er teilte uns mit, daß ein Gynäkologe hinzugezogen wurde. Dieser habe festgestellt, daß Sabrina in der Nähe des rechten Eierstocks eine Zyste hätte, die unbedingt sofort entfernt werden müsse. Er bezeichnete es als »akuten Bauch«, und dahinter müsse die Myelographie zurückstehen. Man sei der Meinung, daß diese vermutlich gutartige Zyste unter Umständen alle ihre Schmerzen verursache, so daß nach deren Entfernen Sabrina wieder ganz gesund sei. Natürlich könne sie auch »Wanzen und Läuse« haben, d. h., die Rückenmarkuntersuchung sei dann nur aufgeschoben. Im übrigen erwarte er jeden Moment den Krankenwagen. Noch während wir sprachen, wurde der Wagen gemeldet. Wir gaben unser Einverständnis zur Operation und verabschiedeten uns.

Aus etwa fünfzig Meter Entfernung beobachteten wir, wie man Sabrina von einer Trage auf die dem Krankenwagen gehörige Trage hob. Eine Anzahl Patientinnen und Pflegepersonal stand dabei und verstaute ihre notdürftig zusammengepackten Sachen im Wagen.

Vor dem Gelände der Klinik warteten wir im Auto auf den herauskommenden Krankenwagen und fuhren hinter unserer Tochter her zum Krankenhaus.

Auch hier verfolgten wir das nochmalige Hinüberheben Sabrinas auf eine andere Trage. Da nun aber die Entfernung nur etwa fünfzehn Meter betrug, hörten wir, wie Sabrina stöhnte und jammerte, obwohl dem Gesicht des Krankenwagenfahrers anzusehen war, wie sehr er sich Mühe gab, ganz vorsichtig und behutsam zu sein.

Sabrina wurde zu einem Fahrstuhl geschoben, doch bevor sie auf der zweiten Etage ankam, waren wir schon zur Stelle. Man brachte sie in ein Untersuchungszimmer, dessen Tür zunächst noch offenstand, so daß ihr Klagen und Wimmern weit durch den langen Flur hallte und uns ins Herz schnitt. Wir holten uns bei einer Schwester die Erlaubnis, zu Sabrina gehen zu dürfen, und hier, bei diesem Zusammentreffen, weinten wir beide, Helga und ich, zum ersten und letzten Mal vor den Augen unserer Tochter. Wir streichelten sie, versuchten ihr Mut einzureden und gaben uns alle Mühe, ihr die offensichtlich starken Schmerzen erträglicher zu machen.

Nach der Untersuchung durch den Oberarzt dieser gynäkologischen Station schoben die Schwestern Sabrina auf der »Fahre« in ihr zukünftiges Krankenzimmer, während er uns folgende Information gab:

Sabrina habe vermutlich eine sogenannte »Stielgedrehte Zyste«, d. h. ein unter Umständen schon seit ihrer Geburt bestehendes Gewächs im rechten Eierstock – mitunter gefüllt mit Haaren und Zähnen (?) –, das durch eine heftige Bewegung oder Erschütterung verdreht worden sein könne, so daß die es ernährenden Adern ganz oder teilweise abgedrückt würden. Dies verursache starke Schmerzen und müsse möglichst schnell operiert werden. Einen Grund zur Besorgnis sehe er nicht. Man werde in den nächsten Tagen die Operation durchführen und hoffe, daß damit alle ihre Beschwerden beseitigt seien.

Ganz allmählich erst spürten wir Erleichterung in uns aufkommen.

Noch am Abend dieses Tages hatten wir die Möglichkeit, mit dem Arzt zu sprechen, der bei Sabrina diese Zyste festgestellt hatte, denn er wohnte uns gegenüber. Die Gynäkologin, die Sabrina in den Tagen und Wochen davor zweimal untersuchen wollte, aber nicht konnte, weil Sabrinas Zustand dies nicht zuließ, war in Urlaub gefahren, und er hatte die Vertretung übernommen.

Von ihm erfuhren wir (ich hatte den Eindruck, er war ebenso überrascht davon wie wir), daß Sabrina, der ja nur sechs Wochen an der Vollendung ihres neunzehnten Lebensjahres fehlten, noch keinen Verkehr gehabt habe. Dies sei, so meinte er, vermutlich der Grund, weswegen die Ärztin die erforderliche Untersuchung nicht auf übliche Art durchführen konnte.

Auch er war der Annahme des Oberarztes, daß bösartige Zysten in der durch die Bauchdecke gefühlten Art, besonders bei jungen Mädchen, äußerst selten seien; wir brauchten uns keine Sorgen zu machen.

Als Sabrina noch nicht zwölf Jahre alt war, klärte ich sie auf – natürlich nach vorheriger Absprache mit Helga. Sabrina zeigte zwar nur mäßiges Interesse, doch blieb keine Frage unbeantwortet. Später erzählte Sabrina freudestrahlend:

»Du, Mutti, Vater hat mir alles über das Kinderkriegen gesagt, und dann haben wir Federball gespielt. Ich kann schon beinahe so gut wie Vater spielen!«

Keine Diskussion, keine Verschämtheit, keine Geheimnistuerei – ganz natürlich hatte sie das Gespräch aufgenommen.

Ein oder zwei Jahre später fand ich in ihrem Schreibtisch durch Zufall einige Zeichnungen von ihr, die, weitab von Pornografie, Männlein und Weiblein bei der »Sache als solcher« darstellen sollten. Sehr linkisch und abstrakt sahen sie aus und machten den Eindruck, als wollte Sabrina ihr Wissen um diese Sache irgendeiner begriffsstutzigen Mitschülerin erklären. Sie war zwar sehr verlegen, als ich das beschlagnahmte, meinte aber: »Das ist doch nichts Schlimmes!«

Etwas später nahm ich ihr, ohne ihr Wissen, Spielkarten mit erotischen Darstellungen weg und erwartete, von ihr daraufhin angesprochen zu werden. Sicher hatte sie ihr jemand geliehen und wollte sie gelegentlich zurückhaben. Ich habe sie immer noch.

Einmal hatten wir Angst davor, daß man sie sexuell überrumpelt haben könnte. Im Februar 1974 kam sie einmal erst abends von der Schule nach Hause und legte sich gleich ins Bett. Wir glaubten, sie sei krank, merkten aber bald, daß sie betrunken war, zum ersten Mal richtig betrunken. Es kostete viel Mühe herauszubekommen, daß sie mit drei Jungen, darunter auch einer aus einer höheren Klasse, zusammen war und ebenso große Mengen Alkohol zu sich genommen hatte wie die drei Jungen zusammen. Wütend raste ich in der Gegend herum, telefonierte, recherchierte. Am Ende stellte sich heraus, daß alles harmlos gewesen war, wobei Sabrina die Jungen zum »Saufen« angestiftet hatte. Sie habe die Wirkungen des Alkohols probieren wollen. Die Voraussetzungen erschienen ihr günstig: Sturmfreie Wohnung und drei Aufpasser (!), »damit mir nichts passieren kann«. Ein Gutes hat die Sache gehabt: Sabrina mochte danach keinen Schnaps mehr, denn nur der war damals getrunken worden.

Und damit ist das Thema »Sex« bei Sabrina, soweit ich es übersehen kann, erschöpft. In den letzten Jahren haben wir ihr ab und zu geraten, sich gegebenenfalls die »Pille« verschreiben zu lassen. Sie meinte dann immer nur: »Habt nur keine Angst; wenn es soweit ist, werde ich schon rechtzeitig dran denken, vorläufig ist der Richtige noch nicht in Sicht!«

Dabei gab es Männer verschiedenster Altersstufen, von »grün« bis »grau«, die sich um ihre Bekanntschaft bemühten. Nun, die grauen hat sie ganz schnell abserviert, wie, weiß ich nicht, dagegen hatte sie für grüne Jungen durchaus etwas übrig, in erster Linie wohl, weil Sabrina sie noch »beherrschte«. Als sie sechzehn Jahre alt war, gab es da mal so eine Episode. Sie machte Ferienarbeit in einem Gartencafé, und ein junger Mann hatte sich in sie verknallt. Er schrieb ihr einen Brief, den sie uns sofort zeigte. Wir empfahlen ihr: Ignorieren. Und das tat sie auch. Es kam ein ganzes Bündel von Briefen zusammen, das sogar Selbstmordandrohungen enthielt. Zum Glück endete die Sache unblutig, weil der Mann – er war angeblich Fernlastfahrer – unsere Stadt auf längere Zeit verlassen mußte.

Wie sie sagte, sei nicht einmal ein Kuß vorgekommen. Und das wollte bei der kuß- und knutschfreudigen Sabrina allerhand heißen.

Ich hatte unserer Tochter immer einzureden versucht, nur dann mit einem Partner intim zu werden, wenn ihr sein Charakter, Wesen und Aussehen so gut gefielen, daß sie bei klarem Verstand entschieden und mit Überzeugung bereit wäre, das ganze Leben mit ihm gemeinsam zu verbringen.

Wenn ich mir vorstelle, daß Sabrina am hellichten Tag engumschlungen mit einem Jungen küssenderweise mindestens zweimal von ihrer Mutter und mehrmals von Lehrern und Ausbildern in ihrem Betrieb gesehen worden war – so daß man uns bat, wir möchten in dieser Hinsicht doch ein wenig auf sie einwirken, »da dieses Verhalten störe« –, so paßt das mit der Aussage des Arztes nur dann zusammen, wenn sie tatsächlich auf die große Liebe wartete. Auf jeden Fall haben wir ihr mit unseren Vorwürfen, sie neige dazu, ein »leichtes Mädchen« zu werden, bitter Unrecht getan.

Sonst aber, wo immer etwas los war, gehörte Sabrina dazu. Sie fühlte sich erst richtig wohl, wenn sie die Gewißheit hatte, nichts zu verpassen.

Auch in anderer Hinsicht war sie mit von der Partie. So hatten z. B. die Schüler ihrer Klasse ausgemacht, ab achtzehntem Lebensjahr nicht mehr zu rauchen. Sie war keine Raucherin im landläufigen Sinn, schien sich aber doch verhältnismäßig oft eine Zigarette angesteckt zu haben. Daheim rauchte sie zwar nie, doch haben wir ab und zu bei ihr Zigaretten gesehen und »beschlagnahmt«. Sie beteuerte, daß es die Zigaretten eines Jungen seien, der sie ihr nur in die Tasche gesteckt habe, damit sie in seiner Hosentasche nicht zerdrückt würden. Wir gaben ihr zu verstehen, daß der Betreffende sie jederzeit bei uns abholen könne, aber es ist nie jemand gekommen.

Mit achtzehn Jahren hat sie tatsächlich aufgehört zu rauchen, jedenfalls haben wir nichts mehr bemerkt.

Der Tag nach diesem Gespräch mit dem Arzt (2. Juli) war ein Freitag, und natürlich trieb es uns nach der Arbeit ins Krankenhaus. Wir fanden Sabrina einigermaßen zufrieden und allein in ihrem Zimmer. Sie erzählte uns, daß sie noch am Vorabend eine Bluttransfusion erhalten habe, die fast bis Mitternacht gedauert hätte. Dieser Umstand – zur Beobachtung des Tropfes mußte natürlich Licht brennen – und Sabrinas häufiges Stöhnen veranlaßte ihre Bettnachbarin, am nächsten Morgen fluchtartig das Zimmer zu verlassen und woanders unterzukommen. So blieb unsere Tochter allein, was nicht nur ihr, sondern auch uns sehr recht war.

Von neuem erreichte uns eine Schreckensnachricht: Die für den kommenden Dienstag anberaumte Operation würde sich eventuell um eine Woche verschieben. Die Aufnahme der Lunge habe einen Schatten gezeigt, der auf Lungenentzündung hindeute. Die endgültige Entscheidung darüber sollte am Montag fallen. Sie lag ausschließlich beim Anästhesisten.

Durch die beiden Transfusionen – die zweite bekam sie am Vormittag – sah Sabrina, im Vergleich zum Vortag, geradezu rosig und gesund aus, und das gab uns wieder einigen Auftrieb. Die Freundlichkeit und das Verständnis des Pflegepersonals in diesem Haus machten es möglich, daß wir sowohl an diesem als auch an den kommenden Tagen, immer wenn etwas zu bringen, zu holen, zu fragen und zu sagen war, direkt zu Sabrina gehen konnten. So geschah es auch am Sonnabend. Nach dem Besuch bei ihr benachrichtigten wir alle, die sich bereit erklärt hatten, im Falle einer Wirbelsäulenoperation zu vermitteln.

Auch am Sonntag, an dem wir mit meiner Schwägerin, Helgas jüngster Schwester, die ein Kind erwartete, zu Sabrina fuhren, ergab sich keine Änderung der Situation. Sabrina lag auf ihrer rechten Seite, so, wie sie auch an den Vortagen gelegen hatte. Da sie sich im Bett nicht allein drehen konnte, bat sie mich, ihr dabei behilflich zu sein.

Zu diesem Zweck sollte ich ihr Gesäß vorsichtig auf die andere Bettseite heben, alles andere war dann nicht mehr so schlimm, d. h. die angewinkelten Beine brauchten nur noch umgeschlagen zu werden, während ihr der Oberkörper keine Schwierigkeiten machte.

Es ging, wenn auch nicht schmerzlos, so doch erträglich für Sabrina. Aber nach einer halben Stunde meinte sie, die andere Seite sei um vieles angenehmer, so daß wir die ganze Prozedur wiederholten, diesmal aber mit mehr Schmerzen für sie. Sabrina war völlig erschöpft und litt unter starken Bauchschmerzen. Sie hat danach nie wieder auf ihrer linken Seite gelegen.

An diesem Tag war Oliver wieder mit dabei. Er erzählte ihr von den Vorbereitungen auf seine erste große Reise; eine Woche später fuhr er in ein Ferienlager nach Ungarn.

Bevor wir das Krankenhaus verließen, gaben wir ausdrücklich unsere Zustimmung zu der geplanten und von uns inzwischen herbeigesehnten Operation am kommenden Dienstag, doch ein Anruf am Montagmittag ließ uns wissen, daß der Anästhesist bei diesem Lungenbild einer Operation keinesfalls zustimmen könne. Mit entsprechenden Gaben von Penicillin hoffte man, die Zyste eine Woche später entfernen zu können. Das bedeutete: noch eine Woche Ungewißheit.

Am Mittwoch kam Tante Ilse aus Westberlin mit ihrer zwölfjährigen Susi zu Besuch. Tante Ilse ist die Stiefschwester meiner Schwiegermutter und hatte zu Helga, die nur neun Jahre jünger als sie selbst ist, immer ein Verhältnis, das zwischen Mutter-Tochter und Schwester-Schwester hin und her pendelte, aber – soweit ich das übersehen kann – immer nur gewissermaßen die positiven Anteile dieser Verhältnisse, je nach Bedarf, aktivierte. So gesehen habe ich ihr vor zwanzig Jahren also Tochter und Schwester genommen, und es ging damals durchaus nicht ohne Komplikationen ab. Da sie aber inzwischen eine eigene Familie hat und andererseits unsere Ehe gut und dauerhaft ist, besteht zwischen ihr und mir bestes Einvernehmen. Susi ist für ihre zwölf Jahre ungewöhnlich weit. Man hätte sie für die ältere Schwester unseres vierzehnjährigen Sohnes halten können. Auch Sabrina war irgendwo immer noch ein verspieltes, großes Kind, so daß die beiden sich ausgezeichnet verstanden, trotz des Altersunterschiedes.

Susi und Oliver ließen wir daheim, als wir zu Sabrina fuhren; Kinder langweilen sich nun mal nach einiger Zeit im Krankenhaus. Ilse kümmerte sich rührend um Sabrina. Als unsere Tochter klagte, daß ihr die Füße immer einschlafen wollten, schubberte Ilse die alte Haut von Sabrinas Füßen und rieb sie mit Franzbranntwein ein. »Da müssen wir sie eben auf diese Art wachhalten.«

Gleich nach Sabrinas Einlieferung in dieses Haus hatte sie einen Katheter bekommen. Der dazugehörige Urinbeutel hing an diesem Tag erstmals auf ihrer rechten Seite, damit es, weil sie ja so liegen bleiben wollte, zu keinen Komplikationen zwischen Schlauch und Beinen kommen konnte.

Sabrinas Lage hatte sich inzwischen folgendermaßen stabilisiert: Sie lag mit dem Kopf auf ihrer rechten Bettseite und mit dem Oberkörper auf dem Rücken, während das Becken auf der linken Bettseite lag. Die Beine waren so angewinkelt, daß sich die Unterschenkel und Füße wieder rechts befanden. Die Arme waren frei beweglich, und auch den Kopf konnte sie drehen. Darüber hinaus gab es nur noch kleine Veränderungen der Beine von den Knien abwärts, so mußte mal der linke vor dem rechten Fuß liegen und mal umgekehrt.

Diese Lageänderung ihrer Beine – die inzwischen recht dünn geworden waren – führte sie mit großer Geschicklichkeit unter Zuhilfenahme der Hände aus.

Bekleidet war sie entweder mit einem hinten offenen Krankenhaushemd oder, zu Besuchszeiten, mit ihrem Flatterhemd. Glücklicherweise lag das Zimmer nach Norden, so daß ihr die große, anhaltende

Hitze dieses Sommers nicht zusätzliche Beschwernis brachte. Im Gegensatz zur Orthopädischen Klinik, wo fast den ganzen Tag die Sonne ins Zimmer brannte, war hier eine angenehme Temperatur. Ein weiterer Vorzug dieses Zimmers: Es hatte eine gekachelte Ecke mit einem großen Waschbecken und warmem und kaltem Wasser.

Da das zweite, fensterseitige Bett frei blieb, konnten wir die vielen Blumen, die sie von den Besuchern und uns bekam, auch auf den zweiten Nachttisch – den ich seitlich vor das Fenster schob – stellen. So machte der Raum trotz fehlender Bilder an den Wänden einen freundlichen Eindruck.

Da erst am Freitag, nach der zweiten Röntgenaufnahme der Lunge, neue Informationen zu erwarten waren, ließen wir den Donnerstag für einen Besuch bei Sabrina aus. Am Freitagnachmittag fuhr ich nach Berlin, um für Oliver, der am Montag früh nach Ungarn fahren sollte, preisgünstig einen gebrauchten Fotoapparat zu erwerben. Ich ergatterte übrigens eine »Altix«, an der noch nichts automatisiert worden ist und durch deren vielseitige Einstellungsmöglichkeiten das Fotografieren in weiten Grenzen gelernt werden kann.

Deswegen fuhr Helga allein zum Krankenhaus, um nach unserer Tochter zu sehen und sich nach den Ergebnissen der letzten Untersuchung zu erkundigen. Als ich gegen 19 Uhr zurückkam, saß sie mit Oliver bei Schularbeiten. Sie deutete an, daß sie mir nachher noch etwas ganz Schlimmes sagen müßte.

Später erzählte sie, Sabrina wäre es gar nicht gut

gegangen. Sie hätte den Eindruck erweckt, als sei sie »high« gewesen. Vermutlich bekam sie nun ein stärkeres Betäubungsmittel. – Und dann wiederholte mir meine Frau, was ein Arzt ihr an diesem Nachmittag gesagt hatte:

»Machen Sie sich mit dem Gedanken vertraut, daß es eventuell etwas Bösartiges ist!«

Da war er wieder, der Schicksalshammer. Diesmal drohte er nicht mit Querschnittslähmung, sondern vielleicht mit »Totaloperation« (schließlich ging es ja um einen Tumor im Eierstock), mit Bestrahlungen, Verbrennungen, Metastasen und was einem in diesem Zusammenhang so einfallen mag in solch einer Situation. Aber noch stand ja nichts fest. Die zuständigen Ärzte würden wir erst befragen müssen, noch war nichts verloren.

Relativ ruhig gingen wir am nächsten Tag zu Sabrina. Als wir den Gang betraten, teilte uns eine Schwester mit, daß der Chefarzt uns am Montag um 10 oder um 15 Uhr sprechen möchte. Wir nahmen es zur Kenntnis, mehr zunächst nicht.

Sabrina war immer noch ziemlich benommen, sagte uns, daß das Durchleuchten am Vortag für sie eine furchtbare Quälerei gewesen sei.

Am Abend zuvor trafen wir zum zweitenmal mit dem Gynäkologen zusammen, der die Zyste bei Sabrina festgestellt hatte, um seine Sicht zu der Information über die eventuelle Bösartigkeit der Geschwulst zu erfahren. Er hielt es wiederum für höchst unwahrscheinlich, wollte sich erkundigen, meldete sich am Sonnabend aber nicht.

Wir fanden das zunächst merkwürdig, dann zunehmend beängstigend.

Am Sonnabend waren wir durch Besorgungen und Kofferpacken für Oliver weitgehend abgelenkt.

Es kam die Nacht zu unserem neunzigsten Geburtstag (da meine Frau und ich an einem Tag, dem 11. Juli, Geburtstag haben, zählen wir unsere Lebensjahre zusammen, wobei ich allerdings sechs Jahre mehr als Helga einbringe), und wenn man in einer so heißen Sommernacht, in der das Schlafen ohnehin schwierig ist, ein unausgegorenes Problem mit ins Bett nehmen muß, gärt das weiter, ob man will oder nicht. Die Gedanken sind dann so schnell und wechseln so oft, daß es einfach unmöglich ist, sie alle festzuhalten. Obwohl wir beide zu den Langschläfern gehören, stand Helga um halb sechs auf in der Annahme, ich würde noch schlafen. Aber mich hatte der Schlaf auch schon längst verlassen. Bald merkte ich, daß ihre Abwesenheit mir nur noch größere Wachheit brachte. Also stand ich auch auf, setzte mich, da Helga nicht zu finden war, aufs Fahrrad und fuhr kreuz und quer durch die menschenleeren Straßen unserer an sich sehr schönen Villengegend.

Dieser Kontrast zwischen der freundlichen, klaren und hellen Morgensonne und meinen dunklen, grüblerischen und traurigen Gedanken trieb mir die Tränen übers Gesicht …

Obwohl wir schon Tage zuvor unsere Absicht, die Feier unseres Geburtstages Sabrinas wegen zu verschieben, aufgegeben hatten, war uns jetzt wieder sehr danach zumute. Nur die Einsicht, daß nach Lage der Dinge so oder so eine lange, schwere Zeit vor uns liegen würde, ließ uns die Absagen an die Gäste nicht aussprechen. Außerdem war schon zuviel vorbereitet worden, d. h. den Kuchen und das Abendbrot hätten wir auch mit größter Mühe nicht allein schaffen können (von welchen unwichtigen Kleinigkeiten doch manchmal Entscheidungen abgeleitet werden), also ließen wir alles laufen. Wir machten die Wohnung sauber und erwarteten nachmittags, nach dem Besuch bei Sabrina, unsere Gäste.

Im Gegensatz zu den beiden Vortagen war unsere Tochter recht gut in Form. Als wir die Tür zu ihrem Zimmer öffneten, schwenkte sie in jeder Hand einen kleinen Rosenstrauß und sang: »Happy birthday to you ...«

Wir waren echt überrascht und gerührt. Wir umarmten und küßten sie (was sie sich auch gern gefallen ließ, obwohl sie in den letzten beiden Jahren auf die Küsse ihrer Eltern nicht mehr so großen Wert gelegt hat) und freuten uns, daß es ihr »so gut« ging. Natürlich merkten wir, daß hinter diesem »Auftritt« die Jugendfreundin meines Schwagers steckte, denn wir hatten sie vorher schon gesehen und gesprochen, ihr aber den Vortritt gelassen, als sie meinte, kurz allein zu Sabrina hinein zu müssen. Dieses Bild der fröhlich singenden und im Takt dazu die Sträußchen schwenkenden Tochter prägte sich uns unauslöschlich ein.

Die neue, angenehme Atmosphäre, die Freundlichkeit und Hilfsbereitschaft der Schwestern hatten Sabrinas Resignation in bezug auf die täglichen notwendigen Pflichten eines Kranken gegenüber seinem Körper verscheucht. So war sie z. B. darauf bedacht, alles in ihrer Macht Stehende zu tun, um nicht wieder an Verstopfung zu leiden, und dabei sollte ich ihr helfen. Ich massierte also ihren Leib und entwickelte dazu eine bestimmte Technik, mit deren Hilfe das Reiben der Haut verhindert wurde. Ich legte meine Hand auf ihren Bauch und machte dabei Bewegungen, als wollte ich einen großen Pudding ins Schwabbern bringen. Wir nannten sie »Bauchschwabbeln«, und haben sie in der Folgezeit oft mit Erfolg angewandt. Ob es allerdings medizinisch empfehlenswert war, mag dahingestellt bleiben.

Der Rest unseres Geburtstages verlief sehr traurig. Man vermied längere Gespräche aus Angst, auf das zu diesem Zeitpunkt noch völlig ungewisse Thema »Sabrinas Krankheit« zu kommen. Nach dem Abendbrot zogen sich unsere Gäste deshalb zurück. Nur das Ehepaar, dessen Tochter Sabrina letztens in der Klinik besucht hatte und das erst am Abend gekommen war, blieb noch. Mit den beiden sprachen wir über das Thema »Krebs« in allen uns bis dahin bekannten Varianten.

Im schlimmsten Fall – so meinten wir – gäbe es eine Operation, bei der die Gebärmutter und die beiden Eierstöcke entfernt würden. Wenn dann, nach etwa zwei bis drei Jahren, womöglich Metastasen akut würden, machte sich eventuell eine zweite Operation notwendig. In diesen zwei bis vielleicht fünf Jahren würden wir Sabrina ein möglichst schönes Leben bieten. Natürlich hofften wir, daß es weniger schlimm käme, daß mit dem operativen Entfernen des Tumors alles Kranke entfernt werden könnte. Dieses Gespräch gab uns etwas Ruhe und Zuversicht zurück. Relativ gefaßt sahen wir dem Gespräch mit dem Chefarzt am nächsten Tag entgegen.

Um halb fünf mußten wir aufstehen und Oliver zum Bus bringen, der ihn mit vielen anderen Kindern am Flugplatz Schönefeld abzuliefern hatte. Als der Bus aus unserer Sicht war, kam uns das unglaublich Traurige unserer Situation verstärkt zu Bewußtsein. Wir fuhren zu einem kleinen Dorf, das wir zu viert oft aufgesucht hatten, und »weinten« einmal um den dortigen See herum.

Überpünktlich waren wir an unseren Arbeitsstellen, doch es kam nichts Richtiges zustande. Eine an diesem Montag zu erledigende Schreibtischarbeit mußte ich einem Kollegen übergeben. Nach kurzer Erklärung verließ ich sofort das Zimmer, damit er nicht die Tränen mitbekam. Die große Niedergeschlagenheit konnte ich sowieso nicht verbergen. Doch immer noch war ein wenig Hoffnung, suggerierte ich mir etwa folgende Logik: Wenn Sabrina schon so viel Leid erfahren mußte und wir bereits so viele Tränen vergossen haben, kann es, im Rahmen der »allgemeinen Gerechtigkeit«, gar nicht sein, daß sie nicht zu retten ist!

Pünktlich um 10 Uhr saßen wir im Wartezimmer des Chefarztes der gynäkologischen Station. Der Chefarzt – wir sahen ihn zum erstenmal – empfing uns mit sehr ernster Miene – nun ja, daß er uns nichts Erfreuliches mitzuteilen hatte, war uns klar. Seine Mitteilung hatte etwa folgenden Inhalt:

»Sie wissen, daß Ihre Tochter sehr krank ist?«

»Ja.«

»Sie hat einen Tumor im rechten Eierstock, der vermutlich gutartig ist und der operiert werden sollte. Dazu bekam sie eine Lungenentzündung, die uns von der Operation abhielt. Wir haben die Lunge am vergangenen Freitag erneut durchleuchtet, wobei sich herausstellte, daß der Schatten nicht kleiner, sondern größer geworden ist. Die Symptome ihrer Krankheit waren aber untypisch für eine Lungenentzündung. Außerdem hat sie auf entsprechende Antibiotika nicht reagiert. Ihre Bewegungsunfähigkeit und die teilweise Lähmung ihrer Beine haben uns veranlaßt, auch die Wirbelsäule zu röntgen. Dabei haben wir feststellen müssen, daß sie ein bösartiges Geschwür im Bereich der Lendenwirbel hat!«

Das kann nicht sein, das kann doch nicht sein, das kann nicht wahr sein, dachte ich. Helga fing zu weinen an. Ich fragte:

»Und was ist da zu machen?«

»Gar nichts!«

»Kann man denn nicht operieren ...?«

»Nein!«

»Das heißt, wir müssen zusehen ...?«

»Ja.«

Und dann brach es heraus aus uns. Alle Beherrschung war dahin. Alles war absolut unwichtig geworden. Wir hatten eine Tochter, die bald sterben mußte!

Als wir wieder sprechen konnten, fragte ich:

»Wie lange noch? Ein halbes Jahr?«

»So lange nicht!«

»Ein viertel Jahr?«

»Wenn es so lange dauert!« ---

Neuer Ausbruch. Nur anerzogene Verhaltensweisen verhinderten, daß wir alles kurz und klein schlugen, daß wir mit dem Kopf gegen eine Wand rannten, daß wir unseren Schmerz in die Welt hinausschrieen. Eine wahnsinnige Situation!

Als wir uns etwas beruhigt hatten – man kann nicht ständig heulen und schluchzen –, stellten wir weitere Fragen:

»Ist denn ein Irrtum möglich? Kann denn nicht doch noch ...?«

»Ich lasse Ihnen die Röntgenaufnahme kommen!«

Er gab Anweisung, die Aufnahme bringen zu lassen.

Wir heulten weiter.

Das Bild zeigte auch uns Laien, daß die Wirbelsäule bis etwas über die Gürtellinie vollkommen zerstört war. Da auch eine Aufnahme der intakten, oberen Rückenwirbel gemacht wurde, konnten wir vergleichen. Es war furchtbar! Bei den Lendenwirbeln konnte man nicht einmal mehr die Form erkennen. Was muß das für eine entsetzliche Krankheit sein, die das Beständigste des menschlichen Körpers, die Knochen, die mitunter Hunderttausende von Jahren überdauert haben, so einfach verschwinden läßt!

Der Chefarzt teilte uns mit, daß er die Aufnahme der Wirbelsäule, die in der Orthopädischen Klinik gemacht wurde und an der man nichts Ungewöhnliches hatte entdecken können – er meinte, daß die Ärzte dort in der Beurteilung solcher Aufnahmen sehr erfahren wären und es daher kaum Zweifel gäbe –, angefordert hätte. Wir würden sie bei Gelegenheit zu sehen bekommen.

Als wir wieder auf der Straße waren, hatte sich

für uns die Welt verändert. Alles erschien uns wie im Nebel; wir sahen, aber nahmen nicht wahr.

Selbstverständlich konnten wir so nicht arbeiten gehen. Wir setzten uns ins Auto und fuhren in der Gegend herum. Wir fuhren durch Orte, die wir mit unseren Kindern ungezählte Male besucht hatten, und trotzdem habe ich keine Erinnerung an das, was unsere Augen sahen.

Ganz allmählich beruhigten wir uns ein wenig, schließlich lebte unsere Tochter ja noch, und wir wollten und mußten ihr das nur noch so kurze Leben mit all unseren Möglichkeiten erträglich machen. Wieviel Zeit würde bleiben?

Wir nahmen uns vor, nicht vor 15 Uhr bei Sabrina zu sein, denn selbstverständlich durfte sie nie erfahren, wie es um sie stand. Wenn wir eher kämen, würde sie mißtrauisch werden. Da Sabrina von den Terminen beim Chefarzt wußte, würden wir unser Erscheinen kurz nach 15 Uhr am glaubhaftesten erklären können.

Wir gingen noch zu einem Park, in dem wir unseren Tränen ungehinderten Lauf lassen konnten.

Ich hatte Angst, riesengroße Angst, nicht direkt vor dem Zusammentreffen mit unserer Tochter, sondern Angst vor mir, vor uns. Würden wir in der Lage sein, uns zu beherrschen? Können wir mit Sabrina zusammensein und reden, als ob nichts Besonderes passiert wäre?

Ich hätte mich irgendwo verkriechen mögen, doch gleichzeitig wuchs der Wunsch, bei Sabrina zu sein, ins nahezu Unermeßliche.

Und so, innerlich hin- und hergerissen, gingen wir zu ihr, der Todeskandidatin.

II

Die Zeit, die jetzt für uns begann, war in ihrer Widersprüchlichkeit und Zwiespältigkeit nicht zu übertreffen. Immer wieder, zu allen möglichen und unmöglichen Zeiten, drückte die Gewißheit von Sabrinas baldigem Tode das Herz zusammen, die Atmung schien zu stocken, und die Augen füllten sich mit Tränen. Und unmittelbar darauf konnte es passieren, daß ich ein starkes Gefühl der Dankbarkeit und des Glücks empfand, weil sie noch lebte, weil wir sie besuchen, mit ihr sprechen konnten.

Sowohl Helga als auch mir ging es so, daß wir gar nicht schnell genug bei ihr sein konnten, wir rannten nahezu die Stufen zu ihrem Krankenzimmer hinauf.

Als wir am 12. Juli, dem Tag, an dem wir die grausige Wahrheit über unsere Tochter erfahren hatten, die Tür vom Treppenhaus zum Flur der Station öffneten, hörten wir gerade, wie im schräg gegenüberliegenden Aufenthaltsraum des Pflegepersonals, dessen Tür offenstand, der Stationsarzt zu den versammelten Schwestern sagte:

»... und die Eltern von Fräulein Sabrina haben jederzeit Zutritt zu ihrer Tochter!«

»Wir sind schon da!« rief ich ihm fast fröhlich zu, und dann eilten wir in ihr Zimmer.

Da lag sie, ein hübsches, junges Mädchen von fast neunzehn Jahren, das inzwischen aussah wie vierzehn: klein, kindlich und zerbrechlich. Sie blickte uns dankbar und bittend an, dankbar für unser Kommen und bittend darum, daß wir nicht so bald wieder gehen mögen.

Von den Ärzten hatte sie bereits erfahren, daß auch in dieser Woche die Operation »noch nicht« durchgeführt werden konnte. Sie war traurig darüber, doch verstand man es hier ausgezeichnet, dem Patienten notwendig werdende Veränderungen in der Behandlung glaubhaft darzustellen.

Wir packten Blumen und andere Mitbringsel aus und fingen geschäftig an, alles zu ordnen, den Blumen frisches Wasser zu geben und was sonst noch alles zu tun war – nur aus Angst, wir könnten mit unserem Wissen über ihren unrettbaren Zustand die Nerven verlieren und heulen.

Doch Sabrina forderte uns unwillig auf, mit der Kramerei aufzuhören, wir sollten uns zu ihr setzen. Ich holte vom Flur noch einen Stuhl, und wir nahmen, einer links und der andere rechts von ihr, Platz. Ihre Arme hatte sie ausgestreckt, und so ergab es sich fast von allein, daß jeder von uns zunächst die Einstichstellen der Injektionsnadeln an den Armvenen betrachtete, dann mit dem Finger darüberfuhr, so daß daraus ein Streicheln ihrer Arme und Hände wurde. Ich glaube, Sabrina fühlte sich glücklich dabei, und auch wir erlebten eine Art Glücksgefühl.

Es kam auch der Gedanke an ihren Tod, und er hatte seltsamerweise gar nichts Schreckliches, denn wir hielten ja unsere Tochter an der Hand, plauderten mit ihr. Aber wir mußten achtgeben, daß wir uns nicht versprachen, daß wir durch nichts verrieten, wie es wirklich um sie stand.

Ich weiß nicht, wie es einem schizophrenen Menschen zumute ist, doch hatte ich während dieser Zeit das Gefühl, zwei »Ich« zu haben, eins, das dort sitzt und zu seiner Tochter zärtlich ist, und ein anderes, das alles sieht, den Kopf schüttelt und sagt: Wie kann er nur so albern sein und mit einer Todkranken so belanglose Dinge tun, so unwichtiges Zeug reden.

Ob sie etwas zu essen oder zu trinken wünsche, fragten wir sie.

»Hier gibt es nur abgekochte Milch, mit Haut obendrauf!«

Frische, kühlschrankkalte Milch, gleich aus der Flasche, wünschte sie sich. Wir versprachen sie für den nächsten Tag.

Während der knapp zwei Jahre ihrer Lehre hat sie fast jeden Tag zum Frühstück eine Flasche frische Milch getrunken. »Milch ist ja so gesund!« Aber vor dieser Krankheit hat sie auch nicht schützen können.

Draußen schien erbarmungslos die Sonne. Obwohl das Zimmer nach Norden lag, war es sehr warm. Sabrina deckte sich auf.

»Jetzt ist ja keine Besuchszeit, da wird wohl niemand kommen«, sagte sie und dann: »Wenn ich früh am Morgen noch die Augen zu habe, wäscht mich die Nachtschwester nicht richtig, weil sie denkt, ich schlafe. Könnt ihr mich nicht waschen? Ich hab' das Gefühl, ich stinke.«

Wir zogen ihr vorsichtig das kurze Hemdchen

aus und fingen an, sie von oben bis unten gründlich zu waschen. Nur an den Rücken konnten wir nicht kommen, und die Beine mußten wir ganz vorsichtig anheben. Sie hatte jetzt wirklich ganz dünne Beinchen. Wenn ich da an ihre strammen Schenkel von vor noch nicht acht Wochen denke! Und ihre Brüste wirkten inzwischen wieder wie die eines kleinen Mädchens in der Pubertät, unschuldig und naiv, frei von jeder Erotik, und doch schön.

Immer wieder hatte ich den Eindruck, als ob eine Rückentwicklung stattgefunden hätte, als ob ihr Alter tatsächlich um fünf Jahre zurückgedreht worden wäre. Bei jedem Blick auf ihren Körper mußte ich daran denken, daß auch dieses Stückchen Haut, jetzt weich und warm, sehr bald würde verfaulen müssen!

Doch die Angst vor Tränen war weit weg. Wir lebten und handelten ausschließlich in der Gegenwart. Der emotional bestimmte Gedanke an den Tod hatte seine Macht verloren. Tod bedeutete uns lediglich wieder das Wissen darum, daß der Mensch sterblich ist. Und der Verstand hatte in dieser Hinsicht auf mich und meine Beschäftigung mit Sabrina keinerlei Einfluß mehr. Es ist tatsächlich so, daß wir – abgesehen vom Tag der Überführung ins andere Krankenhaus – in Gegenwart unserer Tochter niemals mehr geweint haben. Und es war keine besondere Leistung. Man hört so oft davon, daß Mütter eine »übermenschliche« Kraft haben aufbringen müssen, um freundlich und ausgeglichen am Sterbebett ihres Kindes auszuhalten. Meiner Erfahrung nach ist da zuviel hineingedeutet. Die Natur des Menschen erscheint mir so »eingerichtet«, daß das ohne »Kraftanstrengung«, ohne »Überwindung« möglich ist – vorausgesetzt, der Kranke wird geliebt.

Und diese Liebe »durchströmte« mich wieder und wieder. Das Wort ist schon gut gewählt, ich wüßte keins, das dieses Gefühl wahrer ausdrücken könnte.

Man sagt so oft, Mutterliebe sei die höchste und edelste Form der Liebe. Da niemand von »Vaterliebe« spricht, muß ich wohl auch »Mutterliebe« empfunden haben. Ich bin ganz sicher, daß diese Liebe zu meiner Tochter nicht erst dort und unter diesen Umständen entstanden ist. Abgesehen davon, daß diese Liebe im Verlauf der fast neunzehn Jahre immer wieder einmal ganz unverstellt unsere Beziehung erhellte (wenn ich so zurückdenke, fallen mir viele »Glücksmomente« zwischen Sabrina und mir ein), darf aber nicht vergessen werden, daß der zivilisierte Mensch (und dazu rechne ich mich) dahingehend »verdorben« worden ist, daß nicht das gegenseitige, unbeschwerte In-den-Tag-hinein-Leben, frei von jedwedem Zwang, unser Leben bestimmt, sondern das Einhalten der durch die Gesellschaft bestimmten und festgelegten Lebens- und Umgangsformen. Für meinen Fall heißt das: Wenn ich vor Sabrinas Krankheit gefragt worden wäre, ob ich meine Tochter liebe, so hätte ich sicher geantwortet: »Ja, aber ...«, und hätte dann Erziehungsprobleme oder Eigenschaften von ihr genannt, die die Erziehung erschwerten.

Hier aber, wo Sabrina kindlich nackt vor mir lag, war auch meine Liebe zu ihr ganz unverhüllt, frei von jedem »aber ...«, und dieses Gefühl war, trotz der traurigen Situation, groß.

Nachdem wir Sabrina gewaschen hatten, setzten wir uns wieder an ihr Bett, und jeder streichelte einen Arm von ihr. Eine Fliege setzte sich auf ihre Brust. Helga scheuchte sie mit einer Handbewegung fort.

»Aber was machst du denn, Mutter, du kannst doch Martha nicht verscheuchen!« sagte Sabrina, und es war kaum Scherz in ihrer Stimme. Und dann erzählte sie uns, »Martha« käme an jedem Spätnachmittag zu ihr. Sie sei ganz zahm, ließe sich beobachten, mache allerlei Possen, ja, sie käme sogar, um zu essen. Sabrina nahm dann ihren Handspiegel – wie sich später noch stärker herausstellte, das wichtigste Requisit in ihrer Bewegungsarmut – und beobachtete darin, wie die Fliege Martha auf ihren Lippen spazierenging und hier und dort natürlich auch ihren Freßrüssel auf die absichtlich nicht ganz sauber geleckten Lippen setzte, um auf diese Art und Weise, gewissermaßen von Mund zu Mund, zu speisen.

Zwei andere Fliegen spielten unter der Lampe »Haschen«, wie das Fliegen nun einmal tun, aber Martha sei niemals dabei!

Wir respektierten in Zukunft Sabrinas neue Freundin und duldeten, daß sich Martha auch auf uns setzte. Erst später, als Sabrina Morphiumspritzen bekam, wollte sie von Martha nichts mehr wissen und bat uns, doch die »ollen Fliegen« wegzuscheuchen oder zu fangen.

Da Sabrinas Kopf immer an derselben Stelle lag (sie konnte ihn ja nur drehen), war es ihr nicht möglich, alle Einzelheiten ihres Zimmers zu sehen. Ihre Arme waren aber beweglich, und so verschaffte sie sich mit Hilfe des Spiegels einen wesentlich vergrößerten Betrachtungsraum. Beispielsweise sagte sie uns, daß sie abends, wenn es dunkel wird, im hochgehaltenen Spiegel verfolge, wie in den Häusern die Lampen angehen und vieles andere mehr. Sie konnte von ihrem Bett aus im ständig geöffneten Fenster ohne Spiegel nur ein Stück Himmel sehen. Auch Dinge, die sie über sich im Bett zu liegen hatte, hätte sie ohne Spiegel nur erfühlen können, ebenso alles, was auf dem Nachttisch lag. Ja sogar, wie voll der Urinbeutel war, stellte sie mit seiner Hilfe fest.

Daß sie alles seitenverkehrt sah, störte sie absolut nicht, denn Sabrina war ein echter Linkshänder, der dennoch gelernt hatte, alle üblichen Verrichtungen wie Schreiben, Schneiden mit einer Schere und was sonst noch alles auf Rechtshänder festgelegt ist, auch mit der rechten Hand zu erledigen. Wenn sie jedoch einen genauen oder geraden Strich mit freier Hand ziehen wollte, nahm sie dazu immer ihre linke. Lustig war, ihr zuzusehen, wenn sie etwas zu zeichnen hatte. Der Stift wechselte ständig von rechts nach links und umgekehrt, je nachdem, wie es für das Produkt und für sie am günstigsten war. Genauso schnell, wie sie mit der Rechten schrieb, konnte sie mit der Linken Spiegelschrift schreiben, und natürlich bereitete ihr das Lesen derselben keine Schwierigkeiten. In ihren Schulsachen habe ich einmal drei Seiten hintereinander Aufzeichnungen in Geschichte, glaube ich, gefunden, die absolut exakt in Spiegelschrift angefertigt waren. Ob sie sich damals die rechte Hand verletzt hatte oder ob es »nur so« geschehen war, weiß ich nicht.

Deshalb fiel es ihr auch leicht, alles, was sie in ihrem Handspiegel sah, umzudeuten.

Während wir nun so bei unserer Tochter saßen und sie ansahen – auch sie blickte ganz intensiv und betont immer ein Weilchen zum einen und dann, nach der Kopfdrehung, zum anderen von uns beiden (was sie dabei dachte, hätte mich sehr interessiert, aber es war auch Zufriedenheit und Dankbarkeit in ihrem Blick) –, beschloß ich, ganz gleich, auf welche Art und Weise, von Sabrina noch einige Fotos, nach Möglichkeit Porträts, zu machen. Ich hielt es für unverantwortlich, diese letzten Gelegenheiten vorbeigehen zu lassen, ohne dieses selbst in seinem Leiden noch schöne Mädchen, sein Gesicht, nicht noch einmal im Bild festgehalten zu haben. In mir verstärkte sich das Bedürfnis, noch so viel wie möglich von ihrem Leben »festzuhalten«. Es war mir aber klar, daß ich damit bei Helga auf Widerstand stoßen würde. Sie fand es pietätlos, unsere todkranke Tochter zu fotografieren. Bei Sabrina, so wußte ich, würde ich auf keinerlei Argwohn oder Ablehnung treffen, wenn ich es nur ganz normal anstellte, wenn ich der Aktion keine Anzeichen des Besonderen beimaß.

Als wir uns an diesem 12. Juli gegen 18 Uhr von Sabrina verabschiedeten, fragten wir sie noch einmal nach ihren Wünschen. Sie gab eine unzweideutige, klare Antwort:

»Milch, Zeit und Streichelhände!«

Ich finde, daß dieser Ausspruch so recht zeigt, wie einfach und bescheiden Sabrina gewesen ist. Sicher hatte sie viele Wünsche, doch blieb sie damit immer im Bereich des Realisierbaren, so auch diesmal, wo sie unvergleichlich mehr hätte wünschen können und sollen.

Wesentlich ruhiger und ausgeglichener, als wir gekommen waren, verließen wir Sabrina, doch erspare man mir, über unser Tun und Lassen in jener Zeit, fern von ihr, zu berichten. Nur soviel sei gesagt: Wir waren dankbar für die Ablenkung, die uns das Geschehen der Olympischen Spiele in Montreal abends vor dem Fernseher brachte; anderes hätten wir nicht ertragen.

Am nächsten Tag ließ es sich einrichten, daß wir sie schon am Vormittag besuchen konnten. Gegen 11 Uhr rannten wir mit gekühlter Milch – das Wetter war nach wie vor fast unerträglich heiß – die beiden Treppen zu Sabrinas Station hinauf. Die dem Treppenflur gegenüberliegende Tür zum Schwesternzimmer stand auch diesmal offen, zwei Schwestern blickten auf, sahen uns, erwiderten unseren Gruß, setzten ihre Arbeit fort. Dieses kurzzeitige Aufblicken erlangte für uns beide, ohne daß wir je darüber sprachen, eine nahezu symbolhafte Bedeutung; zeigte es doch, daß man uns nichts »mitzuteilen« hatte, daß Sabrina also noch lebte.

Als wir ihr Zimmer betraten, bekamen wir einen kleinen Schreck über den leidenden Gesichtsausdruck, mit dem uns Sabrina anblickte. Sie erklärte, daß man sie vor etwa einer Stunde umgebettet, also ihre Laken unter ihrem Körper gewechselt habe. Dabei hätte sie so unerträgliche Schmerzen gehabt und so laut geschrieen, daß »das ganze Krankenhaus zusammengelaufen« sei. Die Schmerzen wären zwar immer noch da, aber einigermaßen erträglich.

Warum wir schon vormittags kämen, wollte sie wissen, und warum wir nicht arbeiten müßten.

Wenn auch hierfür schnell eine einleuchtende Erklärung zur Hand war, so zeigte uns diese Frage, daß wir doch nicht, wie wir eine Zeitlang erwogen hatten, Urlaub nehmen durften, um öfter bei Sabrina sein zu können; sie wäre ganz sicher stutzig geworden und hätte uns Fragen gestellt, die wir nicht oder nur falsch hätten beantworten können. Ob wir dazu allerdings die Nerven gehabt hätten, mußten wir sehr bezweifeln. Gott sei Dank hat Sabrina uns niemals mehr eine verfängliche Frage gestellt, und vorher wußten wir ja nicht, wie es um sie stand.

Was ihr denn nun die liebste Zeit für unsere Besuche sei, wollten wir wissen. Ohne zu überlegen, sagte sie:

»Nachmittags von drei bis sechs!«

Wir versprachen, uns danach zu richten, und haben es im großen und ganzen bis zuletzt eingehalten.

Die Milch, die wir ihr mitgebracht hatten, trank sie fast in einem Zuge, so einen Heißhunger hatte sie darauf. Und dann gaben wir ihr ein Geschenk, das ein französischer Freund ihres Großvaters in einem Paket aus Tunesien für »die reizende Sabrina« mitgeschickt hatte. Er war drei Jahre zuvor Gast in unserem Hause gewesen und hatte damals unsere beiden Kinder kennengelernt.

Bei dem Geschenk handelte es sich um eine Puppe, die gewissermaßen eine Haremsdame darstellte, mit einem Tuch vor dem Gesicht, das nur Augen und Stirn freiließ. Sabrina freute sich darüber, aber noch mehr freute ich mich; gab es mir doch einen Vorwand, Sabrina zu fotografieren. Natürlich, so argumentierte ich, müßte ich ihm so schnell wie möglich ein Foto von ihr mit der Puppe schicken, worauf Sabrina ohne Umstände einwilligte. Ich hatte meine alte »Praktica« mit dem »Biotar 1,5/75«, einem ausgesprochenen Porträtobjektiv, bestückt, und dieser Tatsache und der tunesischen Puppe verdanken wir die ausdrucksstärksten und gleichzeitig auch die schönsten Bilder, die ich von ihr gemacht habe. Natürlich spricht Leid aus ihren Zügen, doch eines der Bilder zeigt sie noch mit einem Lächeln. Obwohl ich danach noch einige Male Aufnahmen gemacht habe, ist das nicht mehr vorgekommen.

Wir streichelten ihre Arme und Hände noch eine Weile und gingen dann mit dem Versprechen, am Nachmittag noch einmal zu kommen.

Als wir gegen 17 Uhr wieder bei ihr eintrafen, fühlte sie sich fast schmerzfrei, und ich bedauerte, auf Helga gehört und meinen Fotoapparat nicht noch einmal mitgenommen zu haben. Natürlich brachten wir ihr wieder Milch mit. Bei der großen Hitze hatte sie fast keinen Hunger, sondern wollte nur viel trinken. Da war es uns lieb, daß sie die nährstoffreiche Milch nahm.

Dann wollte sie gewaschen werden.

»Ihr macht das doch am besten und seid sehr vorsichtig!« meinte sie und klagte ein wenig über die derzeitige Nachtschwester, die morgens, anstatt Sabrina richtig zu waschen, nur ihr Gesicht etwas besprengte und abtrocknete.

»... und das soll dann Waschen sein!«

Etwas später bat sie mich, ihren Puls zu messen. Mein Resultat: ca. 120 Schläge pro Minute. Auf ihrer Karte waren aber nur 80 Schläge eingezeichnet. Ich bemühte mich zu erklären, daß ja morgens der Körper ausgeruht sei, eine langsamere Pulsfolge durchaus normal wäre, dennoch nahm ich mir erneut vor, wachsam zu sein.

Sabrina hatte, als sie noch in der Orthopädischen Klinik lag, ein Buch angefangen zu lesen, das über 800 Seiten stark war, das ihr aber bald zu schwer wurde: »Angelique« von Anne Golon. Dieser ehemalige Bestseller ist auch verfilmt worden und in unseren Kinos zu sehen gewesen. Ich bot ihr an, aus diesem Buch weiter vorzulesen, und sie ging darauf ein. So ergab es sich, daß wir von da an fast jeden Tag einige Seiten über das Leben einer jungen Frau im Paris zur Zeit Ludwig des Vierzehnten lasen, wobei die Szenerie der Welt der Gauner und Bettler mit Raub, Mord und Totschlag, mit Messerstechereien und Vergewaltigungen sicherlich nicht gerade als geeignete Literatur für ein todkrankes junges Mädchen gelten kann. Doch Sabrina hörte aufmerksam zu und konnte auch Zusammenhänge, die uns entfallen waren, da wir das Buch schon vor einigen Jahren gelesen hatten, eindeutig und sicher erklären.

Nachtragen möchte ich noch, daß der Gynäkologe doch noch zu uns kam. Er erklärte uns, warum er nicht – wie versprochen – schon am Freitag oder Sonnabend gekommen war, uns über Sabrinas Befinden zu informieren. »Sie verstehen, daß diese Aufgabe dem Chefarzt des Hauses zusteht!« sagte er, und wir respektierten diese Meinung. Er versuchte, uns dadurch Trost zu geben, daß er von Erfahrungen mit anderen Krebskranken erzählte. »Sie wird kaum Schmerzen haben, wenn sie erst einmal Morphium bekommt. Außerdem wird sie dann optimistisch und empfindet ihre Krankheit nicht mehr. Sogar Zukunftspläne wird sie machen.«

Der einzige Trost war für uns, Sabrina demnach weder von physischen noch psychischen Schmerzen stärker belastet zu wissen. Was aber war mit uns? Würden wir die Kraft haben, mit Sabrina Zukunftspläne zu machen?

Am 14. Juli hatten wir die unangenehme Aufgabe, eine Zusammenkunft von Lehrern und Erziehern abzusagen. Am kommenden Tag sollte beraten werden, wie Sabrina nach ihrer Genesung den Anschluß an die Klasse finden könnte. Zum Glück kannte ich meinen Gesprächspartner am Telefon nicht, so blieben mir längere Erklärungen und Begründungen erspart.

Inzwischen hatten wir auch unsere Verwandten benachrichtigt. Tante Ilse wollte gleich zum nächsten Besuchstag kommen.

Gegen 13 Uhr waren wir am Mittwoch mit ihr bei Sabrina. Unsere Tochter war ganz unglücklich darüber, daß sie das Stecklaken, das erst am Tage vorher erneuert worden war, beschmutzt hatte. Sie fürchtete, daß die Schwestern, wenn sie es bemerkten, das Laken sofort wieder wechseln würden, und vor den damit verbundenen Schmerzen hatte sie große Angst. Sie bat uns, den Wechsel doch ganz vorsichtig zu dritt zu versuchen, denn jetzt wäre ja Zeit.

Zum Glück lag sie auf einer etwa zehn Zentimeter dicken Schaumgummimatratze, so daß wir, Zentimeter um Zentimeter, erst das alte Laken unter ihr wegrollten, indem wir die Matratze stark eindrückten und in den dadurch entstehenden Hohlraum das Laken brachten. Die ganze Aktion dauerte, unterbrochen durch eine Anzahl von »Erholungspausen für alle drei«, fast eine Stunde.

Um diese Zeit spürte Sabrina ihre Füße kaum noch. Damit sie nicht ganz gefühllos wurden, sollten wir sie wieder und immer wieder mit Franzbranntwein einreiben und massieren. Diese Massage empfand Sabrina nur als leichtes Pieken. Das Streicheln der Beine war ihr nicht so sehr angenehm, während sie das »Bauchschwabbeln«, wegen des besseren Stuhlgangs, immer wieder mal wünschte. Dagegen konnten und sollten wir sie jederzeit an den Armen streicheln.

Am nächsten Tag (15. 7.) fuhr ich vormittags mit einem Attest zur Polizei, um für Peter (meinen in der BRD lebenden Schwager) ein amtliches Sondertelegramm zu beantragen. Bei dieser Gelegenheit stattete ich Sabrina einen Besuch ab. Wir sprachen auch über ihre Krankheit bzw. das, was als ihre Krankheit ausgegeben wurde. Danach hatte sie einen Tumor, der operativ entfernt werden mußte, aber noch nicht konnte, da sie eine »trockene«, also fieberlose Lungenentzündung hatte. Diese wiederum wäre eine recht langwierige Angelegenheit (Ilse erwähnte am Vortag, daß sie als Kind sieben Wochen mit einer Lungenentzündung gelegen hat, machte dann jedoch die ungeschickte, von Sabrina aber in ihrer Auswirkung nicht beachtete Bemerkung, daß es heute durch die Antibiotika ja viel schneller mit der Heilung gehe!), so daß sie, Sabrina, nicht ungeduldig werden dürfe.

Da blickte mich meine Tochter mit einem unnachahmlich langen und tiefen Blick an, einem Blick, den ich niemals vergessen kann, und sagte mit einer fast unheimlichen Betonung: »Ich bin gar nicht mehr ungeduldig!«

Mir wurde ganz mulmig, und ich mußte schnell das Thema wechseln. Ob sie damit mehr sagen wollte, als die Worte bedeuteten? Zumindest war es ein Ausspruch gegen ihre eigene Natur, gegen ihr Temperament, denn zeitlebens ist sie ein ausgesprochen ungeduldiger Mensch gewesen. Zahllose Beispiele könnten das belegen.

So hat sie mich nie gern nach irgendwelchen technischen Dingen gefragt, weil ich ihr immer zuviel nebenher sagte, zuviel erklärte, zu oft beim »Urschleim«, wie sie es nannte, anfing. Am liebsten stellte sie Fragen, die nur mit »Ja« oder »Nein« zu beantworten waren. Sie war ein Schnelldenker unter den Schnelldenkern, sie faßte sofort auf, selbst wenn sie nur halb hinhörte. Ihre Lehrerin in den ersten vier Schuljahren sagte uns einmal, daß sie versucht hätte, Sabrina reinzulegen. Da Sabrina ständig mit anderen schwatzte, hoffte die Lehrerin doch einmal auf den Fall, daß Sabrina z. B. einen vorgetragenen Satz nicht wiederholen könnte. Doch das ist nie passiert. Sabrina konnte alle möglichen Dinge tun und dabei doch aufpassen.

Ein weiteres Beispiel für ihre Ungeduld stammt aus ihrem letzten Lebensjahr. Ihre Lehrlingsgruppe hatte einen Neuerervorschlag eingebracht. Anfangs war man begeistert, als es aber an die Realisierung gehen sollte, war plötzlich kein Erwachsener mehr da, der die Sache in die Hand nehmen wollte. Nach einer kurzen Aussprache mit uns nahm Sabrina den Kampf für die Durchführung des Projektes auf und brachte es tatsächlich bis zu einem Abschluß. Aber viel mehr als ein Unbeliebtmachen kam zunächst nicht dabei heraus. Erst nach ihrem Tode traf per Postanweisung ein Betrag von acht Mark als anteilige Vergütung für einen Neuerervorschlag ein.

Dieser kämpferische Zug ist – neben der Ungeduld – ein weiteres typisches Merkmal ihres Charakters gewesen, wobei sie fast ausschließlich für andere gekämpft hat. Das konnte sie nicht vertragen: Ungerechtigkeit und Unehrlichkeit. Und so blieben die ersten Gegner nicht aus. Sie hat immer das ausgesprochen, was andere dachten, aber nicht zu sagen wagten aus Angst, sie könnten Nachteile dadurch haben. Sabrina war völlig ungeeignet für Intrigen, hätte aber, infolge ihrer Arglosigkeit, leicht das Opfer einer Intrige werden können.

Und nun war sie plötzlich bereit zur Geduld!

Am Nachmittag begrüßte uns Sabrina mit einem feinen Wasserstrahl. Sie hatte sich von einer Schwester eine sogenannte Wegwerfspritze erbeten – eine Injektionsspritze, die nur einmal benutzt wird, da sie aus Plast und daher zum Sterilkochen ungeeignet ist, ebenso die Nadel oder Kanüle. Mit dieser Kombination bekam sie zuvor ihre Schmerzspritze (noch kein Morphium!).

Der »Gag« mit der Wasserspritze war typisch für Sabrina. Für kleine Scherze war sie immer aufgelegt, dagegen hatte sie etwas gegen Scherze, die als

Belästigung empfunden wurden, so daß man sich gern von ihr necken ließ.

Im Verlauf dieses Nachmittags haben wir Sabrina wieder gewaschen, ihre Füße mit Franzbranntwein eingerieben und massiert. Auch ihr Rücken, an dem sich die alte Haut durch das Stilliegen nicht abreiben konnte und der deshalb juckte, wurde, soweit wir herankamen, mit Franzbranntwein eingerieben. (Dabei dachte ich, wenn meine Hände in die Nähe der Wirbelsäule gelangten, oft mit Entsetzen an deren Zustand!) Da der Franzbranntwein unter ihr nicht trocknen konnte und dadurch die Haut immer empfindlicher wurde, ließen wir ihn später weg.

Eine weitere ständige Beschäftigung war das Suchen und Beseitigen von kleinen und kleinsten Fältchen in Laken, Stecklaken, Gummiunterlage oder dem Bezug der Schaumgummimatratze. Sabrina wurde zur Prinzessin auf der Erbse, und nach jeder gefundenen und beseitigten Falte freuten wir uns.

Bei irgendeiner Gelegenheit hatte Sabrina auf eine Bemerkung hin gesagt: »Aber bitte mit Sahne!«

Wir müssen ziemlich dumm dreingeschaut haben, worauf sie dieses Zitat, denn um ein solches schien es sich zu handeln, wiederholte, indem sie es mit ganz tiefer Stimme sang. Da unsere Mienen nur noch hilfloser wurden, klärte sie uns ungeduldig auf.

»Das ist doch der neueste Schlager von Udo Jürgens, ganz vorn in den Hitparaden!«

Sie konnte nicht wissen, daß uns unter keinen Umständen nach Schlagerhören zumute war.

Doch da hatte ich eine Idee.

»Ich werde dir den Kassettenrecorder mitbringen, dann kannst du ihn für uns aufnehmen!«

Mit dem erst etwa ein halbes Jahr alten »Stern Recorder« würde sie, wenn sie nur dazu bereit wäre, sich, d.h. ihre Stimme, auch aufnehmen können. Ich hoffte, daß sie – etwa in der Art eines Tagebuches – einige Gedanken, ganz Persönliches sagen würde.

Wir brachten ihr das relativ große Gerät beim nächsten Besuch mit. Doch schon beim Probieren zeigte sich, daß Sabrina nicht die Kraft hatte, in üblicher Weise die beiden erforderlichen Tasten gleichzeitig zu drücken. Lange haben wir probieren müssen, bis die Kraft der Hand gerade so ausreichte.

Bei diesen Versuchen zeigte sich übrigens wieder ihre ganze Ungeduld. Als es gar nicht klappen wollte, hatte sie Tränen der Aufregung in den Augen und wurde mit ihren Bewegungen und Anstrengungen immer hastiger, bis dann endlich der geglückte Versuch die Entspannung brachte.

Da dieses Gerät nicht über ein eingebautes Mikrofon verfügt, hatte ich ein normales Mikro mitgebracht. Da ich aber – wie bei den Fotos – Helgas Unwillen und Entrüstung über meine »Taktlosigkeit« zu spüren bekam und wir dieses Problem kaum vor Sabrina ausdiskutieren konnten, packte ich es stillschweigend wieder ein. Um nun das Ende dieser Aktion vorwegzunehmen, sei gesagt, daß Sabrina weder »... aber bitte mit Sahne!« noch ihre Stimme noch sonst etwas aufgenommen hat, nicht mehr aufnehmen konnte, denn was sie an einem Tag konnte, war am folgenden Tag schon fraglich, so schnell ging es mit ihr bergab. (Drei Tage nach ihrem Tod bekam Oliver nachträglich zu seiner Jugendweihe einen japanischen Kassettenrecorder geschickt. Dieses Gerät hat ein eingebautes Mikrofon und ganz leichtgängige Tasten!)

Übrigens bedauert Helga jetzt auch, nicht wenigstens ihre Stimme aufgenommen zu haben. Die einzige Tonaufnahme, die wir von ihr jemals machten, stammt aus dem Jahre 1964 und gibt Gespräche und Background der ganzen Familie während einer sonntäglichen Kaffeetafel wieder.

Ihr Stationsarzt hatte übrigens durch diesen Recorder einen Ansatzpunkt, sich auch »privat« mit Sabrina zu unterhalten. Da er noch relativ jung war und ein ebensolches Gerät besaß, haben sich die beiden, wie uns Sabrina erzählte, oft über Schlager, Tonbandaufnahmen und was dazu alles noch gehören mag, unterhalten.

Es kamen auch andere Personen aus dem Haus, um mit ihr zu plaudern; z. B. eine junge Krankenschwester, kaum älter als Sabrina, mit der sie sich offenbar recht gut verstand.

Einmal, als wir bei Sabrina waren, öffnete eine junge Frau die Tür. Als sie uns sah, sagte sie entschuldigend: »Oh, verzeihen Sie, ich dachte, das junge Fräulein ist allein, und da wollte ich mit ihr etwas plaudern!« Nachdem sie die Tür wieder geschlossen hatte, erklärte uns Sabrina, daß diese nette Frau öfter mal bei ihr reinschaue. Sie »wohne« gleich schräg gegenüber und erwarte ein Baby, das aus irgendwelchen Gründen aufgehört habe, in ihr weiterzuwachsen, deshalb sei sie hier.

Am Sonntag, dem 18. Juli, kam Onkel Peter für einen Tag. Dies war – bis auf seine Kindheit – sein erster Aufenthalt in der DDR.

Schon vor 14 Uhr waren wir bei Sabrina.

Es ist unwahrscheinlich, welch ein Vertrauen, welche Offenheit und Sympathie Sabrina diesem jungen Mann, den sie nur einmal vor drei oder vier Jahren in Berlin gesehen hatte, entgegenbrachte, so, als hätten sie sich fast täglich gesehen. Peter fand – auch bei Oliver – sofort den richtigen Ton; er konnte sagen, was er wollte, die Art, »wie« er es sagte, schwang genau in den Frequenzen, für die Kinder und Jugendliche empfänglich sind, und so ein Mensch hat keine Kinder! Vielleicht aber gerade deshalb? Wir jedenfalls hätten uns gewünscht, so mit unseren Kindern umgehen zu können.

Natürlich war dieser Besuch für mich auch Anlaß und Vorwand, wieder mal fotografieren zu können. Allerdings entstanden dabei Bilder, auf denen die Besucher – Helgas zweite Schwester mit ihrem Mann kam dann auch noch – gewissermaßen unangemessen lachten, während Sabrina höchstens andeutungsweise den Mund zu einem Lächeln verzog, aber aufgeräumt und zugänglich war.

Bei solchen Besuchen stellten sich auch hin und wieder heikle Momente ein. So fragte sie Peter ganz unvermittelt: »Warum kommst du erst jetzt, wenn ich krank bin? Du hättest lieber kommen sollen, wenn alle gesund sind!«

Zum Glück hatte sie diesen Faden nicht weitergesponnen, zumal Peter sofort vorgab, ohnehin in Berlin zu tun zu haben, so daß dieser Besuch nur ein Katzensprung für ihn gewesen sei.

Jedenfalls hat sich Sabrina unsagbar über Peters Besuch gefreut. Besonders auch über sein Mitbringsel, einen kleinen goldenen Ring mit einem Amethyst – Sabrina sagte scherzhaft immer »Atheist« –, der, trotz meiner anfänglichen Zweifel, sofort auf ihren rechten Ringfinger paßte.

Bis zu ihrem dreizehnten oder vierzehnten Lebensjahr hatte Sabrina so stark an ihren Fingernägeln gekaut, daß ihr diese niemals beschnitten zu werden brauchten. Wir haben alles mögliche versucht, um sie von diesem »Laster« loszubekommen.

Eines dieser Mittel bestand in dem Versprechen, ihr einen Ring zu schenken, wenn sie das Nägelknabbern sein ließe. Aber auch das »zog« nicht.

Als Kind bekam sie einmal ein goldenes Kettchen mit einem goldenen Herzen geschenkt. Bald darauf war die Kette kaputt und das Herz verschwunden. Zur Jugendweihe erhielt sie eine Kette mit einer in Gold gefaßten Perle. Bereits zwei Monate später war beides nicht mehr auffindbar. Ich weiß nicht mehr, wieviel Armbanduhren sie verbummelt hat – kurz: Für den Besitz von Schmuck war sie überhaupt nicht geeignet. An irgendeinem kleinen Männchen oder einem anderen »Tinnef« konnte sie sich viel mehr erfreuen. Und in der Pubertät lassen junge Mädchen derartige Unsitten meist von allein. Wir haben ihr jedenfalls keinen Ring geschenkt, und sie hat nie daran erinnert. Trotzdem mache ich mir jetzt ob dieser Unterlassung Vorwürfe, auch wenn Peters Geschenk ihr die Freude an einem Ring gerade noch rechtzeitig möglich machte.

Peter brachte auch eine Melone mit – einer der wenigen Wünsche, die Sabrina während ihrer Krankheit hatte und den wir zu diesem Zeitpunkt hier noch nicht erfüllen konnten.

Dann waren wieder all die kleinen Liebesdienste wie streicheln, jucken, kratzen, massieren, mit Franzbranntwein einreiben ... an der Reihe, wobei Peter kräftig mithalf. Sie hatte auch keine Scham, sich vor ihm nackt zu zeigen.

»Du bist ja mein Onkel, du darfst mich ruhig sehen!« sagte sie gleich anfangs und schlug das Bett auf, denn es war immer noch sehr heiß. Als dann aber der Mann ihrer zweiten Tante kam, bedeckte sie sich bis zur Taille mit der Bettdecke und legte auf ihre Brust einen Bogen Zellstoff. Und das, obwohl sich die beiden oft gesehen hatten und natürlich auch gut kannten.

Gegen halb vier verabschiedeten wir uns, jedoch nicht, ohne vorher das Versprechen abgegeben zu haben, am Abend noch einmal auf eine Stunde zu ihr zu kommen. Nachdem wir Peter in die S-Bahn gesetzt hatten, fuhren wir erneut zu ihr.

Sie schwärmte von Peters Besuch und dem schönen Ring, und wir boten ihr nochmals alle einschlägigen Erleichterungen, dabei kam mir wieder eine Idee. Bei meinen ständigen Bemühungen, die Gummiunterlage, die für alle Krankenhausbetten obligatorisch ist, glattzuziehen, hatte sie eines Tages genau dort, wo sie am notwendigsten war, einen langen Riß bekommen. Ich suchte den Stationsarzt auf und bat ihn, die große Gummiunterlage entfernen zu können. Da Sabrinas Po nur unverrückbar an einer Stelle liegen konnte, müßte es genügen, das kleine, abgerissene Stück Unterlage, etwa taschentuchgroß, zielgerichtet unterzulegen. Er zeigte sich auch ohne weiteres einsichtig, so daß wir sofort, wieder in mühevoller Kleinarbeit, aber schon nicht mehr als Neulinge, den unangenehmen Gummi entfernten. Sabrina war glücklich und zufrieden und behauptete, so gut noch nie gelegen zu haben. Von da an war ihr Rücken immer trocken, weich und glatt, und über Falten hatte sie kaum noch zu klagen.

Während der ganzen Zeit bekam sie mehrere Spritzen am Tag. Sabrinas Ellenbeugen waren, noch von der Orthopädischen Klinik, in einer Fläche von etwa zwei mal zehn Zentimeter ganz gelb und grün, mit kleinen, roten Punkten durchsetzt, während ihr linker Oberschenkel in allen Farben auf einer Fläche von etwa einem Quadratdezimeter schillerte. Da die intramuskulären Spritzen in der Klinik vorwiegend in den rechten Oberschenkel gestochen wurden, tat ihr diese Stelle, die ja mit einer heilenden Wunde oder einem »blauen Fleck« vergleichbar sein dürfte, häufig weh. Auch diese Beschwerden wurden durch das Entfernen der Gummiunterlage weitgehend beseitigt.

Am nächsten Tag fanden wir Sabrina an den »Tropf« angeschlossen. Obwohl sie durch diese Infusion recht frisch und rosig aussah, fühlte sie sich gar nicht wohl. Auch unsere sonstigen Beschäftigungen waren eingeschränkt. So beschränkten wir unsere Tätigkeit weitgehend auf Streicheln und Lesen. Helga hatte zufällig eine Zeitung in der Tasche und wollte das Kreuzworträtsel lösen. Sabrina verlangte aber, daß ihre Mutter die Begriffe laut vorlese, damit sie mitraten könne. Da es Sabrina willkommene Abwechslung bot, haben wir in Zukunft zielgerichtet Zeitungen und Zeitschriften mit Rätseln gesammelt und gemeinsam gelöst.

Plötzlich verlangte Sabrina: »Vater, fotografiere mich mal so am Tropf!«

Wir waren beide sehr überrascht. Ich sagte, daß ich keinen Fotoapparat bei mir hätte, worauf sie mir befahl: »Dann hole ihn!«

Bei den Überlegungen, was ich sonst noch mitbringen könnte, kam sie auf Eis.

»Aber nur Schoko, das andere schmeckt mir nicht!«

Eine halbe Stunde später war ich mit dem Gewünschten und frischer Milch wieder da. Das Eis schmeckte ihr so gut, daß wir auch an den folgenden Tagen welches mitbrachten. Ihr Wunsch nach »Vita Cola« war nicht so ohne weiteres zu realisieren. Trotzdem führten unsere intensiven Bemühungen dazu, daß sie an allen folgenden Tagen durchschnittlich zwei Liter Cola, zwei Liter Milch (auch das Krankenhaus besorgte jetzt für sie Frischmilch in Flaschen) und darüber hinaus, vor allem nachts, noch ein bis anderthalb Liter Wasser trank. Später sagte man uns, daß der Krebs diese großen Flüssigkeitsmengen verlange und bei der Verweigerung anderweitig dem Körper entziehe.

An diesem Tage machte ich noch eine Reihe von Fotos, die letzten, wie sich herausstellen sollte.

Kurz vor Ende des Tropfs kam ein Arzt und brachte eine weitere Konserve. Sabrina war jedoch erst dann bereit, sie anzunehmen, als wir ihr versprachen, auf unseren Nachmittagskaffee zu verzichten und während der ganzen Transfusion bei ihr zu bleiben.

»Bringt doch euern Kaffee mit, dann könnt ihr bei mir Kaffee trinken. Es stört euch ja keiner hier!« meinte sie, und vom nächsten Tag an brachten wir unseren Kaffee in einer Thermosflasche mit.

Als gegen 19 Uhr die Konserve zu zwei Dritteln leer war, konnte Sabrina nicht mehr. Sie wurde unruhig und bekam Atembeschwerden. Ein herbeigeholter Arzt setzte den Tropf ab. Bald danach gingen wir.

Doch am nächsten Tag hing sie schon wieder dran, diesmal wurde nicht Blut, sondern Glukose, eine wasserklare Flüssigkeit, in ihre Handvene geleitet. Sie fühlte sich relativ wohl und versprach sich davon eine Besserung ihres Leidens.

Schon seit einigen Tagen versuchten wir ein Trockenshampoo zu bekommen, um ihr auch den Wunsch nach einer Haarwäsche erfüllen zu können, doch leider vergeblich. Und eine Naßwäsche war unter den gegebenen Umständen völlig ausgeschlossen. Als wir es schließlich doch besorgt hatten, schob Sabrina die mit der Haarwäsche verbundene Anstrengung von Tag zu Tag auf, bis es zu spät war.

An diesem Mittwoch ging es Sabrina wieder nicht gut. Sie war müde, klagte gleichzeitig über innere Unruhe und hatte starke Schmerzen. Als ich daraufhin den Stationsarzt ansprach, teilte er mir mit, daß Sabrina ab heute, dem 21. Juli, Morphium bekomme.

Nun war es also soweit! Ich hatte Angst vor diesem Zeug, das einerseits eine segensreiche Zuflucht, eine barmherzige Hilfe für alle schwer Leidenden darstellt, das aber andererseits, wie behauptet wird, eine Mauer aufrichten soll zwischen den Kranken und den Gesunden. Wir boten ihr alle Liebesdienste und waren sehr in Sorge, als wir sie verließen.

Als ich am nächsten Morgen Sabrinas Vogelkäfig aufdeckte, lag darin eine schöne, farbige Feder ihres kleinen Lieblings. Augenblicklich beschloß ich, sie ihr mitzubringen. Ich wollte wissen, ob Sabrina durch das Morphium schon beeinträchtigt war. Zuvor jedoch einige Worte über ihren Vogel.

Er ist ein Wellensittich, vorwiegend grün, doch auch mit verschiedenen anderen Farben geschmückt. Zunächst einmal unterschied er sich in keiner Weise von seinen Artgenossen, doch jeder, der einmal gesehen hatte, wie Sabrina mit ihm umgegangen ist, sagte: Das ist kein Vogel, das ist ja ein Hund! Und tatsächlich konnte sie, aber nur sie, mit ihm machen, was sie wollte, er ließ alles geduldig über sich ergehen, obwohl es Behandlungen waren, die man, nach allem, was über Wellensittiche gesagt oder geschrieben worden ist, diesen Vögeln unter keinen Umständen angedeihen lassen darf. So konnte sie ihn jederzeit in die hohle Hand nehmen oder in beide, aneinandergelegten Hände, so daß der Kopf über ihren Daumen hinaussah. Auch steckte sie ihn unter den Pullover, und er kam zum Halsausschnitt wieder heraus. Oder sie ließ ihn durch einen Ärmel kriechen. Sabrina konnte sogar die Lippen um den Kopf des Vogels schließen und dann seine Beine loslassen, so daß er nur am Kopf hing, der Kerl zeigte keinerlei Angst oder Einschüchterung. Mitunter machte sie mit ihm auf dem Fußboden Wettrennen, indem sie auf den Knien rutschte und der Vogel nebenhertrippelte. Und immer, wenn sie ihn rief, kam er, wenn auch manchmal mit Verzögerung, brav angeflogen. Vermutlich ist es ein Männchen, wurde von ihr aber »Die Kola« genannt. Leider habe ich Sabrina nie mit dem Vogel zusammen fotografiert.

Von dieser Kola brachte ich ihr also am Donnerstag eine Feder mit. Sie freute sich sehr darüber, sagte immer wieder: »Ach, meine kleine Kola«, streichelte die Feder und steckte sie dann in den Spalt eines Radioknopfes, wo sie heut noch steckt. Wir waren froh darüber, daß sie sich den Vogel nicht ins Krankenhaus gewünscht hatte. Auch ihren Fernseher verlangte sie nicht. Vielleicht hätte es Schwierigkeiten gegeben, und Aufregungen konnte sie nur noch sehr schwer verkraften. Zeitweise war sie so allergisch, daß sie nicht duldete, wenn einer von uns im Zimmer umherlief, um sich die Beine zu vertreten. Ihr Atem, der ohnehin schon kürzer und flacher geworden war, wurde dann immer ganz hektisch, und es dauerte Minuten, bis sie sich wieder beruhigt hatte.

Manchmal genügte schon ein Wort, um diese Aufregung auszulösen. Einmal kam eine Krankenschwester und fragte, ob sie etwas zu essen wünsche. Sabrina antwortete, sie habe weder Hunger noch Appetit. Als daraufhin die Schwester meinte, daß Kranke aber irgend etwas zu sich nehmen müßten, wollte Helga Sabrina helfen und sagte zur

Schwester: »Nein, heute nicht mehr, vielleicht morgen wieder!«

Aber dieses »Vielleicht morgen wieder« regte Sabrina furchtbar auf. Sie unterstellte der Schwester, daß sie nun am nächsten Tag etwas bringen und von Sabrina verlangen würde, das Versprechen einzuhalten – und davor habe sie große Angst.

An diesem Donnerstag jedoch war Sabrina ausgesprochen munter, wach und guter Laune. Ich hatte wiedermal eine »gute Idee« und deshalb unseren großen alten Kartoffelstampfer mitgebracht. Immer, wenn Sabrinas Rücken zu »behandeln« war, hatte man nur eine Hand zur Verfügung, weil ja mit der anderen die Schaumgummimatratze eingedrückt werden mußte. Ich glaubte, der Druck mit dem Stampfer könnte mehr Platz und Bewegungsfreiheit für alle diesbezüglichen Aktionen schaffen. Doch außer Jux ist eigentlich nichts dabei herausgekommen, und wir haben weiterhin die Hände genommen.

Auch Sabrina hatte eine Idee. Sie bat mich, die Nierenschale mit Wasser zu füllen und mich dann, die Schale in meinen Händen haltend, so zu setzen, daß Sabrina eine Hand dort hineinlegen konnte. Diese Abkühlung und der Kontakt mit dem Wasser muß ihr sehr angenehm gewesen sein. Im Gegensatz zu meiner Idee haben wir die ihre von nun an in unseren Katalog der Dienstleistungen aufgenommen und jeden Tag praktiziert. Nachdem jede Hand etwa eine Viertelstunde im mehrmals gewechselten, kalten Wasser »aufgeweicht« war, machte sie Maniküre. Sie hielt dann ihre Hände zehn Zentimenter und weniger weit prüfend vor die Augen, was mich jedesmal erneut erschütterte. Ein so junger, schöner Mensch wird von innen her zerstört, und wir, die wir nicht mehr richtig sehen und hören können, vergeßlich sind und lauter Zahnruinen im Mund haben, leben weiter! Es ist zum Heulen – aber bitte bloß nicht hier, bei Sabrina!

Vor uns war ihr kleiner Freund aus der Klasse bei ihr, vielleicht war sie deshalb so gut gelaunt. Er und noch zwei »Kumpels« wollten vor der geplanten Urlaubsreise der Klasse nach Mecklenburg schon einige Tage mit den Motorrädern quer durch die DDR fahren. Wir kamen mit Sabrina darüber ins Gespräch und fragten sie, warum sie nicht auch längst angefangen hätte, auf ein Motorrad zu sparen. Ihre Antwort war eindeutig: »Ich hab' ja schon eins – seins!«

Mit der Fahrschule für Motorräder war sie kurz vor ihrer Krankheit fertig geworden. Nur die Fahrerlaubnis fehlte noch, doch die ist nicht mehr gekommen.

Bevor wir am Freitag zu Sabrina kamen, war sie von ihrer Klassenlehrerin besucht worden. Sicherlich kam nichts Schwerwiegendes zur Sprache. Trotzdem besuchten wir am folgenden Sonnabend die Lehrerin, um sie vorbehaltlos über Sabrinas Zustand aufzuklären. Das war notwendig, damit sie ihre Schüler mit der richtigen Einstellung und Bedachtheit zu Sabrina schicken konnte. Es war für uns ein recht schwerer Gang, der nur dadurch etwas erleichtert wurde, daß die Lehrerin Sabrina am Vortag schon gesehen hatte.

Die letzten Tage in Sabrinas Leben liefen – zumindest soweit wir es beurteilen können – sehr gleichmäßig ab, ein Tag wie der andere. Jegliche Aufregung wurde von ihr ferngehalten.

Wenn sie jetzt – und das geschah immer öfter – die Augen schloß, unterbrachen wir sofort unsere jeweilige Beschäftigung und sahen sie an. Wir tranken förmlich den Anblick dieses unseres dem Tode »geweihten« Kindes. Welch ein Kampf tobte in diesem jungen Körper, ein Kampf im wahrsten Sinne des Wortes »auf Leben und Tod«, ein Kampf, der äußerlich in nahezu völliger Ruhe ablief, aussichtslos, schrecklich.

Als einzig glücklichen Umstand empfanden wir, daß Sabrina – dessen sind wir gewiß – von alldem nichts gewußt und mit großer Wahrscheinlichkeit auch nichts geahnt hat. Dies aber ist nicht allein das Verdienst des Morphiums.

Daß auch Ärzte manchmal nur zusehen können, wenn ein Mensch langsam stirbt, ist für einen jungen Menschen einfach unvorstellbar. Auch uns war so etwas vorher unbekannt. Krebs – da wird weggeschnitten, was nötig und möglich ist, dann gegebenenfalls bestrahlt und nach einigen Jahren vielleicht noch einmal operiert. Oder jemand wird »aufgemacht«, wie es in etwas makabrer Sprache heißt, und gleich wieder »zugemacht«, weil Hilfe nicht mehr möglich ist, davon hat man auch schon oft gehört, aber daß absolut nichts getan wird, nichts getan werden kann, versteht nur, wer beispielsweise ein so scheußliches Röntgenbild gesehen hat wie wir.

Von Morphium, dieser Wunderdroge, sagt man,

die Menschen sollen sich sehr verwandeln danach, ganz anders werden, sich einerseits leicht und schwebend und glücklich fühlen, andererseits aber auch kalt und herzlos wirken. Wir können mit Sicherheit behaupten, daß die Veränderungen in Sabrinas Wesen sehr klein waren. Nichts von dem, was sie tat oder sagte, hätte auch nur im entferntesten die Vermutung aufkommen lassen, daß sie Morphium bekommt, selbst nicht am letzten Tag, an dem sie angeblich die höchstzulässige Dosis erhielt.

Als sie die erste dieser Spritzen bekam, habe ich mir vorgenommen, Sabrina nicht mehr zu fotografieren. Ich sagte mir: Das ist sie dann nicht mehr unverfälscht. Aber die Bilder von ihrem letzten Lebenstag wären kaum zu unterscheiden gewesen von denen, die vierzehn Tage zuvor gemacht wurden. Sicher sind unserem geschulten und kritischen Auge Differenzen aufgefallen. So hat sie meines Wissens niemals mehr gelächelt, und in ihren Augen war ein ganz leichter »kühler« Zug, aber eben gerade so viel, um von uns, ihren Eltern, wahrgenommen zu werden. Ihre Wünsche trug sie zuletzt immer ganz kurz und bündig, fast wie Befehle vor, doch lag das vorwiegend an ihrer Kurzatmigkeit und weniger am Morphium. Manchmal bat sie nach einigen solcher Befehle urplötzlich um Entschuldigung für ihre Ausdrucksweise. Wir waren jedesmal perplex und tief gerührt, denn eine solche Reaktion hatten wir unter keinen Umständen erwartet, zumal Sabrina durchaus kein sentimentaler und sonderlich gefühlvoll erscheinender Typ war.

Heimweh z. B. hat sie nie gehabt, und als wir sie, achtjährig, zum erstenmal ins Ferienlager schickten, drehte sie sich auf dem Bahnhof nicht einmal mehr um, ganz im Gegensatz zu Oliver, der bei entsprechender Gelegenheit einen solchen mitleiderregenden Eindruck machte, daß wir ihn am liebsten wieder mit nach Hause genommen hätten.

Einige Tage lang lag auf ihrem Bett frische Bettwäsche. Daraufhin von uns angesprochen, erklärte Sabrina, daß die Schwestern wieder einmal die Wäsche wechseln wollten. Sie habe aber Einspruch dagegen erhoben und behauptet:

»Das soll mein Vater machen, der kann das besser.«

Man war mit dieser Erklärung einverstanden. Sabrina überlegte nun oft, wie es am günstigsten zu bewerkstelligen sei. Eines Tages kam sie mit einer Idee heraus, die so recht zeigte, daß sie über sich selbst und ihren Zustand überhaupt nichts wußte oder ahnte.

»Als ich hier eingeliefert wurde«, so meinte sie, »hat mich doch ein Mann ganz allein von einer Trage auf eine andere hinübergeschoben. Wenn das damals einer allein geschafft hat, so müßte es doch möglich sein, daß du mich mit dem Stationsarzt zusammen auf das andere Bett, das natürlich fertig gemacht sein muß, hinüberhebst. Einer von euch müßte dann meinen Ober- und der andere meinen Unterkörper anheben. Natürlich wird's nicht ohne Schmerzen abgehen, aber wenn ihr schön vorsichtig seid, werde ich es schon überstehen!«

Dieses »Überstehen« war es jedoch, was wir anzweifelten. Wir hatten gesehen, daß das zentrale Verbindungsstück vom Ober- zum Unterkörper, die Wirbelsäule, praktisch ja nicht mehr da war, wir sie demnach bei der kleinsten Unachtsamkeit »auseinanderreißen« konnten. Auf jeden Fall würde das Rückenmark, soweit es an dieser Stelle überhaupt noch funktionstüchtig war, arg in Mitleidenschaft gezogen werden, und dieses Risiko wollten wir unter keinen Umständen eingehen. Selbstverständlich versprachen wir, diese Aktion »gelegentlich« zu starten, doch nach einigen Tagen war der Bettwäschewechsel sowieso nicht mehr aktuell.

Am Abend des 26. Juli (Montag) sollte um 19 Uhr Oliver aus Ungarn zurückkommen. Kurze Zeit vorher waren wir am vereinbarten Treffpunkt, nachdem wir uns von Sabrina »Urlaub« dafür erbeten hatten. Natürlich sind ein Flugzeug und ein nachfolgender Sonderbus selten pünktlich, und so haben wir eine bange, nervenaufreibende Stunde warten müssen, bis wir unseren Sohn in Empfang nehmen konnten. Noch am selben Abend erzählten wir ihm alles über Sabrina.

Nun hatte Oliver zwar Tränen in den Augen, doch war eine derartig furchtbare Nachricht für unseren vierzehnjährigen Jungen in seiner Tragweite nicht recht erfaßbar, selbst wir Erwachsenen hatten ja Schwierigkeiten. Wir fragten ihn, ob er am kommenden Mittwoch zur offiziellen Besuchszeit mitkommen möchte. Am Montag sagte er »vielleicht«, am Mittwoch »noch nicht«. Wir respektierten seine große Angst, Sabrina mit dem Wissen um ihren baldigen Tod gegenüberzutreten. So kam es, daß er sie nicht mehr gesehen hat.

An einem dieser Tage überraschte uns Sabrina aus heiterem Himmel mit einem Plan:

»Aber wenn ich wieder gesund bin, fahren wir drei ganz allein ins ›Panorama-Interhotel‹ nach Oberhof und verbringen da einen schönen Urlaub – ganz unabhängig vom Wetter, denn irgendwann muß ich ja auch meinen Urlaub nehmen und so, nur mit euch beiden, wäre es mir am liebsten. Habt ihr denn noch etwas von eurem Urlaub?«

Wir bejahten und hatten beinahe Schwierigkeiten, die Haltung zu bewahren, sprach doch aus diesen Worten eine große Dankbarkeit und – mit einem gewissen Stolz behaupte ich es – eine tiefe Liebe zu uns. Wenn vor ihrer Krankheit der Wunsch fast undenkbar gewesen wäre, noch einmal mit ihren Eltern zu verreisen, so war er jetzt wieder ein Bedürfnis geworden. Als »Teenager« wollte sie ihre Ferien bzw. ihren Urlaub möglichst nur mit Gleichaltrigen verbringen, ließ sich aber trotzdem ab und zu überreden, mit uns zu fahren.

Am Dienstagvormittag besuchte die Klassenlehrerin zum zweitenmal Sabrina. Prompt wurde sie von ihr gefragt, ob es möglich sein würde, ihren Urlaub im Herbst oder Winter nachzuholen. Natürlich sagte die Lehrerin zu, und Sabrina teilte uns diese Nachricht freudig erregt am Nachmittag mit. Winterurlaub in einem Interhotel – dieser Wunschtraum wäre hier und heute für jeden erfüllbar. Wenn es doch noch eine Chance gäbe …

Um diese Zeit glaubte Sabrina selbst nicht mehr daran, bis zu ihrem Geburtstag am 14. August aus dem Krankenhaus entlassen worden zu sein, ebenso unwahrscheinlich war es ihr, wenigstens einen Teil ihres Urlaubs noch im Sommer nehmen zu können. In der Klinik hatte sie sich in den Nagel des linken kleinen Fingers eine Kerbe geschnitten.

»Wenn die rausgewachsen ist und ich bin noch im Krankenhaus, kann ich im Sommer keinen Urlaub machen und bin auch zu meinem Geburtstag nicht zu Hause!« sagte sie und hatte recht damit.

Einmal, als ich gerade dabei war, ihren Bauch zu massieren, behauptete sie:

»Da hast du aber Glück, daß du in deinem Alter noch den Bauch eines jungen Mädchens streicheln darfst!«

Und etwas später:

»Wenn ich wieder gesund bin, darf das höchstens mal ein junger Mann machen!«

Am Dienstag (27. Juli) bemerkte ich durch Zufall, daß sich der Urinbeutel im Gegensatz zu allen vorherigen Tagen nicht in dem Maße füllte, wie sie Flüssigkeiten zu sich nahm. Wir kamen dahinter, daß der Katheter ein Stück rausgerutscht war. Ich verständigte eine Schwester, und etwa zehn Minuten danach kamen eine Ärztin und drei Krankenschwestern und schickten uns auf den Flur, um den Katheter zu wechseln. Natürlich hörten wir auch dort Sabrinas Klagen, doch als wir wenig später wieder bei ihr sein konnten, hatte sie sich einigermaßen beruhigt. Da jedoch der Urinfluß immer noch nicht richtig funktionierte, mußte noch einmal korrigiert werden, und dann klappte es. Dies war – bis auf die Spritzen – die meines Wissens letzte ärztliche Dienstleistung, die an Sabrina vorgenommen wurde. Das Inhalieren, angeblich zur

Bekämpfung ihrer Lungenentzündung, hatte man vorher abgesetzt. Daß Sabrina darauf niemals angespielt hat, wundert mich nachträglich, war sie doch immer daran interessiert, alle Maßnahmen und Vorschriften zu ihrer Gesundung streng einzuhalten. Doch bei der Therapieversion, die der Stationsarzt ihr offerierte, kam dem Inhalieren tatsächlich nur eine sehr untergeordnete Bedeutung zu, nämlich die, ihre Situation erträglicher zu machen. Die eigentliche Heilung, hatte man ihr gesagt, sollte von einer Spritze ausgehen. Diese könne jedoch nur einmal in der Woche verabreicht werden, da ihre kräfte- und blutzehrende Nebenwirkung dem Körper diese Erholungspause diktiere. So jedenfalls sagte es Sabrina, und so, meinte sie, hätte es ihr auch der Arzt erklärt. Ich bin dem Arzt sehr dankbar für diese einleuchtende Version, denn was würde herauskommen, wenn Laien gezwungen wären, einem todkranken Menschen eine medizinische Erklärung über sein Befinden zu geben.

Sabrinas Zustand hatte sich inzwischen so verschlechtert, daß wir fürchteten, ein längerer Besuch von Freunden oder Klassenkameraden könnte sich nachteilig auf sie auswirken. Irgendwann hatte ein Junge einmal zu ihr gesagt: »Daß das nur eine Zyste sein soll, glaub' ich nicht, man macht dir hier sicherlich etwas vor!« So etwas durfte sich unter keinen Umständen wiederholen. Nun aber mußten wir die Schwestern darum bitten, eventuelle Besuche zwar zuzulassen, aber darauf zu achten, daß diese nicht länger als fünf oder zehn Minuten dauerten, denn wir hatten von Sabrina erfahren, daß jeder Besuch, der unsrige ausgenommen, sie sehr anstrenge. Schließlich wollte sie unter keinen Umständen den Eindruck erwecken, daß es ihr schlecht ginge, was bedeutete, während solcher Besuche alle noch vorhandene Kraft zu mobilisieren, um möglichst natürlich und unverändert zu erscheinen.

Helga und ich sind mehrmals Zeuge solcher Besuche gewesen. So kam z. B. einige Male eine ehemalige Mitschülerin, Tochter des Chefarztes der Orthopädischen Klinik, um sich nach Sabrinas Befinden zu erkundigen; sie brachte Blumen und andere kleine Geschenke. Sabrina wirkte während dieser kurzen Besuche wie verwandelt. Wie sie sich gab – freundlich, natürlich wie früher, interessiert und aufgeschlossen den kleinen Plaudereien gegenüber –, würde kaum jemand die Schwere ihrer Krankheit geglaubt haben. Nur die hilfesuchenden Blicke, die sie möglichst unauffällig an uns richtete, bedeuteten, daß wir einen Weg zur baldigen Verabschiedung des Mädchens finden mögen.

Als ich am folgenden Tag gegen halb drei die Treppe zu ihrer Station hinaufstieg – Helga konnte erst etwas später kommen –, kam mir Sabrinas Freund mit noch einem Klassenkameraden entgegen. Sie grüßten zwar, machten aber weiter keine Anstalten, mich etwas zu fragen oder mir etwas mitzuteilen. Da die offizielle Besuchszeit schon vor einer halben Stunde begonnen hatte, nahm ich an, die beiden kämen von Sabrina. Als ich meine Tochter daraufhin ansprach, wußte sie von nichts. Verständlicherweise war sie verärgert, daß man ihre Klassenkameraden, wenn sie nun schon einmal da waren, nicht zu ihr gelassen hatte. Sabrina glaubte zunächst, wir wären daran schuld, als aber eine Krankenschwester von ihr daraufhin angesprochen wurde, meinte diese, Sabrina habe gerade geschlafen; darum wäre der Besuch weggeschickt worden. Sabrina war sehr traurig darüber, gab das der Schwester auch zu verstehen, und so kam es, daß kurz darauf die langjährige, wirkliche Freundin aus der Schulzeit zu Sabrina auf kurze Zeit hereingelassen wurde – ein Mädchen, das ursprünglich Tänzerin werden wollte und mit Sabrina in der erwähnten Tanzgruppe war, aus »gewichtigen« Gründen nicht zum Studium kam und dann Tierpflegerin bzw. Zootechnikerin lernte. Dieses Mädchen war meines Wissens Sabrinas letzter Besuch. Der vorletzte Besucher aber war ihre Zimmergenossin und, fast möchte ich sagen: Lachkumpanin aus der Klinik, die mit echter Anteilnahme zu Sabrina kam und genau die richtige Dosierung von Besuchszeit, Sprechen, Fragen und Aufmunterungen fand.

Während der vielen Stunden, die wir täglich bei unserer Tochter zubrachten, war es nur natürlich, daß Sabrina auch mal einschlief. An diesen letzten Tagen ihres Lebens machten wir dabei eine sonderbare Entdeckung: Sabrina sang im Schlaf. Zwar waren es keine Lieder, auch war kein Text wahrzunehmen, doch es kamen Tonfolgen von vier bis sechs Tönen, die melodisch und harmonisch klangen. Ein Musiker hätte vielleicht von einem »Motiv« gesprochen.

Sabrinas Verhältnis zur Musik war überhaupt eigenartig und ungewöhnlich. Von frühester Kindheit an sang sie oft und gern, zwar nicht sehr schön, aber richtig, laut und mitreißend. Wenn ihre Schulklasse zu irgendeinem Anlaß irgendwo singen sollte, hörte man Sabrina, die automatisch die Rolle eines Stimmführers übernahm, immer heraus und bei weitem nicht etwa unangenehm. Sie sang so richtig nach der früheren 4-F-Methode: frisch, fromm, fröhlich, frei (wobei es mit der Frömmigkeit haperte). Und weil dieses »Richtigsingen« letzten Endes auf eine gewisse Musikalität schließen ließ, meldete ich sie mit sieben Jahren in der Musikschule zum Klavierunterricht an. Einige Zeit später war die sogenannte Eignungsprüfung, bei der von jeweils zwei Kindern, die gemeinsam zum Test kamen, das bessere aufgenommen wurde. Sabrina hatte das Pech, mit einer Klassenkameradin zusammen geprüft zu werden, die mit dem Klavier schon etwas vertraut war, während wir noch kein Instrument besaßen. Da der Test aber ausschließlich an einem Klavier vorgenommen wurde, war Sabrina, die zum erstenmal mit einem solchen Instrument zu tun hatte, die schlechtere.

»Nun erst recht«, sagten wir uns und meldeten sie privat bei einer Musiklehrerin an. Ein Klavier, gebraucht gekauft, war schnell besorgt, so daß sie ebenso rasch wie die Schüler der Musikschule mit dem Unterricht beginnen konnte. Sechs Jahre lang hat Sabrina Klavierunterricht gehabt, sie zählte zu den besten Schülerinnen, doch hätte sie es kaum zu musikalischem Ruhm gebracht, weil sie zwar Ehrgeiz, doch keine förderungswürdige Begabung hatte. Immerhin war sie in der Lage, Stücke mit sogenanntem »mittlerem Schwierigkeitsgrad« einzuüben. Das Vom-Blatt-Spielen sowie das Improvisieren sind ihr aber leider nie gelungen.

Als Oliver 1974 aus dem gemeinsamen Kinderzimmer in seine neu ausgebaute Dachkammer zog und Sabrina das Klavier in ihr Zimmer bekam, begann der Unterricht, der bereits seit etwa drei Jahren aufgehört hatte, Früchte zu tragen. Sabrina setzte sich, immer wenn sie Freude oder Ärger hatte, ans Klavier und reagierte sich ab. Da ihr »gefühlvolles« Spiel ziemlich fremd war, wußten wir allerdings nie, in welcher Stimmung sie gerade war.

Natürlich versuchte sie auch Schlager zu spielen, doch dabei kam nicht viel heraus. Eigenartig, daß sie an Schlager nie so richtig herangekommen ist, obwohl sie sich darum bemühte. Gesungen hat sie Volks- und Wanderlieder, auch die gängigen Jugend- und Massenlieder, und auf dem Klavier blieb sie letzten Endes bei der sogenannten klassischen Musik. Das letzte Musikstück, das sie einübte, etwa ein Jahr vor ihrem Tode, war die »Träumerei« von Schumann. In diesem Fall strebte sie wirklich nach Ausdruck und hätte ihn auch erreicht, glaube ich. Nebenbei bemerkt war ihre Lieblingsplatte (vielleicht auch ihre Lieblingsmusik) das erste Klavierkonzert von Tschaikowski. Wenn ich sie aber gefragt habe, welche Musik bzw. was für Platten ich kaufen solle, sagte sie immer nur: »Jodeln, Musik, bei der gejodelt wird, könnte ich immerzu hören!«

Als ich Sabrina damals zum Klavierunterricht anmeldete, tat ich das mit der Absicht, später einmal mit beiden Kindern (Oliver sollte Cello lernen, doch war er immer so schwach in der Schule, daß es unverantwortlich gewesen wäre, ihm auch noch diese Last des Übens aufzuerlegen) alle bekannten Klaviertrios und mit Sabrina allein die leichteren

Violinsonaten zu spielen. Immerhin haben wir einmal gemeinsam bei einem Schülerkonzert die bekannte Gavotte von Gossec vorgetragen.

Durch den Instrumentalunterricht bekam Sabrina jedenfalls eine positive und fundierte Einstellung zur meines Erachtens schönsten aller Künste, der Musik. Und das war das wichtigste. Dennoch bleibt es für mich ein Rätsel, daß sie es, trotz ihrer ungewöhnlich großen und schnellen Auffassungsgabe, nicht fertiggebracht hat, eine wenigstens durchschnittliche Blattspielerin zu werden.

Diese Auffassungsgabe war es andererseits, die ihren ehemaligen Schuldirektor in gewissen Abständen veranlaßte, mich auf der Straße anzusprechen, um Sabrinas überdurchschnittliche Fähigkeiten im Fach Mathematik (oder Russisch oder Physik oder Englisch oder … es war fast jedesmal ein anderes) zu loben und um uns zu veranlassen, sie doch Physiker oder Dolmetscher oder … werden zu lassen. Wir freuten uns zwar jedesmal über unsere Tochter, doch was sie wirklich wollte und für welchen Beruf sie optimal geeignet gewesen wäre, haben wir nie erfahren.

Doch zurück zum 28. Juli. In den vorhergehenden Tagen hatten sich einige körperliche Veränderungen eingestellt. Das linke, obenauf liegende Bein und der Fuß waren etwas angeschwollen. Wenn man mit dem Finger darauf drückte, blieb diese Stelle eine Weile eingedrückt, Wasser. Das geschwollene Bein, das jetzt fast »normal«, fast wie früher aussah (im Gegensatz zum rechten Bein, das nach wie vor dünn war), wurde aus diesem Grunde von Sabrina nicht als besonders bedeutungsvoll angesehen, ja eigentlich ignoriert. Auch ihr Bauch war etwas dicker, doch das schob sie auf Stuhlgangsprobleme, die noch nicht vollends beseitigt wären; aber das würde schon noch werden …

Als ungewöhnlich empfanden wir dagegen alle das Anschwellen der kleinen Beule auf dem Brustbein, die von dem erwähnten Sportunfall herrührte. Den damaligen Voraussagen der Ärzte nach sollte die Beule in etwa einem Jahr verschwunden sein, nun aber wurde sie größer.

Eine andere Veränderung war alarmierend! Wenn ein Mensch bloß liegt, so hebt und senkt sich sein Brustkorb im Rhythmus der Atemfrequenz. Bei Sabrina konnte man inzwischen an den Bewegungen der Brust auch ihren Herzschlag sehen. Die beiden Frequenzen überlagerten sich so, daß im Endergebnis ein – oberflächlich betrachtet – arhythmisches Zucken entstand. Da ihr Atem auch wesentlich kürzer geworden war, sah das alles schrecklich aus. Sie sprach jedoch nicht davon, klagte nicht einmal darüber, daß sie etwas schwer Luft bekam.

Donnerstag, der 29. Juli 1976. Unser Lebensrhythmus hatte sich völlig auf unsere kranke Tochter umgestellt. Das Arbeiten im Betrieb war zur Farce geworden. Das Leben, das eigentliche, wirkliche Leben begann für uns im Krankenhaus. Nur die Sorge um die Erfüllung Sabrinas armselig kleiner Wünsche riß uns für kurze Zeit aus unserer Lethargie, setzte Akzente, deren Wert wir früher nicht für möglich gehalten hätten.

Dieser Donnerstag verlief weitgehend identisch mit den vorherigen Tagen:

Angst, vom Pflegepersonal bei der Ankunft angesprochen zu werden, Begrüßungsküsse und vorsichtige Umarmungen, Fütterung Sabrinas mit Schokoladeneis, Auffüllen der Cola- und Milchbestände, Pflegearbeiten an den Blumen, Streicheln der Arme und Hände, Massieren des Bauches (Bauchschwabbeln), Einreiben der Füße mit Franzbranntwein, Kühlen der Hände (Nierenschale), Massieren der Rückenpartien beidseitig der Wirbelsäule (nur aufwärts), Massage am Po (stuhlgangerleichternd), mehrfaches, leichtes Verändern der Lage der Beine, häufiges Anfeuchten eines Waschlappens zur Kühlung von Stirn, Hals, Brust oder Bauch, Wechsel des Urinbeutels, Erfrischung durch Deo-Spray, Vorlesen aus »Angelique«, Kreuzworträtselraten, Körperpflege, Beseitigen kleiner Falten im Laken, Zellstoffvorrat auffüllen.

Das einzig Besondere an diesem Tag war Sabrinas Kurzatmigkeit. Ihre Atemfrequenz kam etwa der Herzschlagfrequenz eines normalen Menschen in Ruhestellung nahe. Dadurch war sie nicht mehr in der Lage, längere Sätze ohne Unterbrechung zu sprechen. Sie selbst machte dazu keine Bemerkung, aber Helga und ich sahen uns jedesmal sorgenvoll an.

Nach drei Stunden, gegen 18 Uhr, verabschiedeten wir uns von Sabrina. Diesmal versuchte sie nicht, uns zurückzuhalten. Sie sei müde und möchte schlafen, wir könnten ja dann gehen. Umarmungen, Küsse. Das war der Donnerstag.

Am Montag darauf hätten Helga und ich planmäßig unseren Jahresurlaub antreten sollen. Uns war allerdings klar, daß unter den gegebenen Umständen eine »gesetzlich vorgeschriebene Erholung« unmöglich sein würde. Aber für die Arbeit taugten wir auch nicht mehr. So gingen wir zum Betriebsarzt, um uns krank schreiben zu lassen. Wir brauchten kaum etwas zu sagen; die Umstände sprachen für sich, von den unhaltbaren Tränen gar nicht zu sprechen.

Gegen 12 Uhr verließen wir den Betrieb und waren kurz nach 13 Uhr schon im Krankenhaus.

Als wir die Tür vom Treppenhaus zum Flur der Station öffneten, war das gegenüberliegende Zimmer wieder offen, der Stationsarzt und eine Schwester blickten vom Schreibtisch auf, sahen uns und wandten sich wieder ihrer Arbeit zu. Diese Barriere war genommen. Ein paar Schritte bis zu Sabrinas Zimmer, tief Luft geholt, allen Mut zusammengenommen, die Tür geöffnet. Sabrina schlief, doch wie sie schlief! Die Atemgeräusche preßten uns das Herz zusammen. Ihr Atmen war noch schneller geworden, und jedes ganz kurze Einatmen begleitete ein furchterregendes Röcheln. Wir sahen uns nur an ...

Nach kurzer Zeit wachte Sabrina auf. Sie freute sich über unsere Anwesenheit, und wir begrüßten einander mit Küssen. Ihre Stimme war seit dem Vortag viel tiefer geworden, so, als wäre ein Knabe in den Stimmbruch gekommen.

Während Helga anfing, ihr den Inhalt eines Schokoladeneisbechers löffelweise in den Mund zu stecken, brachte ich den zweiten Becher in den Kühlschrank des Schwesternzimmers.

Nach einer kurzen Erholungspause gaben wir ihr auf Verlangen die mitgebrachte Milchflasche. Wenn es auch nicht ganz hygienisch gewesen sein mag, so bestand Sabrina jedesmal darauf, mit ihrem Fingernagel zwei Löcher in die Stanniolkappe zu drücken und den Mund direkt an die Kappe zu setzen. Die Flasche (auch eine Cola-Flasche) stand jeweils schräg rechts über ihr auf dem Nachttisch. Wenn sie danach griff, nahm sie immer die rechte Hand und faßte die Flasche so, daß der Hals an der Seite des kleines Fingers herausragte, anders ausgedrückt hieße das, daß ein aufrechtstehender Mensch die Flasche mit dem Boden nach oben halten würde. Man muß selbst im Bett liegen, um den Vorteil dieser ungewöhnlichen Art des Anfassens und Trinkens ermessen zu können. Jedenfalls ermöglichte ihr diese Methode, die übrigens bei ihr ganz organisch und natürlich aussah, überhaupt erst, allein zu trinken.

Dann erbat sie Ruhe, und wir nahmen etwas zum Lesen zur Hand. Sabrina schlief wieder ein. In Abweichung von den vorherigen Tagen war ihr »Gesang« während des Schlafes auf einen Ton reduziert, ihr röchelnder Atem ging dabei unverändert weiter.

Wenn man sie ansah, hatte man das Gefühl, als ob sie fast nur noch mit dem Hals atmete. Es tat weh, das mit ansehen zu müssen, dennoch konnten wir, während sie schlief, unsere Blicke nicht von ihr abwenden.

Und wieder bekam ich eine riesengroße Angst. Wie sollte das bloß weitergehen? Sabrina war bei Verstand wie immer und erweckte nicht einmal den Eindruck, unter Morphium zu stehen. Wie konnte sie nur die bevorstehenden Tage und eventuell Wochen überstehen, wo doch das Leiden ihres Körpers kaum noch zu überbieten war?

Jedenfalls war es eine grausige Vorstellung, diesen körperlichen Verfall noch tagelang mit ansehen zu müssen. Helga sagte mir später, daß ihr an diesem Tag der Gedanke kam, Sabrina ein »erlösendes Mittel« zu geben. Natürlich gab es über das »Wie« keinerlei Vorstellungen, aber das Zusehenmüssen wurde zu einer ungeheuerlichen Qual.

Als Sabrina aufwachte, wollten wir sie wieder streicheln, doch Sabrina mochte nicht. Als ich ihr anbot, die Nierenschale mit Wasser zu füllen, damit sie ihre Hände kühlen könnte, lehnte sie auch das ab. Statt dessen gab sie jedem von uns eine Hand und bat: »Wärmt mir die Hände!«

Wir wunderten uns zwar, doch als wir ihre Hände in unsere nahmen, war uns alles klar. Sie hatte – wie man so sagt – eiskalte Hände, die wir nun mit Reiben und Anhauchen zu erwärmen suchten.

»Ich möchte Kaffee, habt ihr welchen?« fragte sie plötzlich. Helga füllte etwas Kaffee aus der Thermosflasche in eine Schnabeltasse und gab ihn ihr.

Ganz zufällig fiel mein Blick auf Sabrinas Armbanduhr, die sie nicht umgebunden, sondern auf einen Knopf des Radios gehängt hatte. Die Uhr zeigte 14.30 Uhr, es war aber schon 15 Uhr. Sabrina hatte am Tage vorher erstmalig vergessen, ihre Uhr aufzuziehen. Diese Uhr war für sie ein ganz wichtiges Requisit. So manches Mal, wenn wir uns um ein paar Minuten verspätet hatten, hielt Sabrina die abgenommene Uhr in einer Hand, während sie uns mit der anderen scherzhaft drohte. Kein Wort, nur diese Geste, und wir baten um Entschuldigung. Ich zog die Uhr auf, stellte sie und gab sie ihr zurück.

Wir beobachteten, daß Sabrina schlafen wollte, doch machte sie ihre Augen immer wieder auf. Wir ermunterten sie: »Schlaf ruhig weiter, wir sind ja bei dir, und wir gehen auch nicht weg, wenn du schläfst!« Einmal nämlich, an einem der ersten Tage in diesem Haus, waren wir tatsächlich weggegangen, während sie schlief. Wir dachten, in ihrem Sinne zu handeln, doch sie war sehr traurig darüber gewesen.

An diesem Tag verlief jedoch alles anders, und Sabrina gab uns unmittelbar danach eine Erklärung dafür. Ich will versuchen, diese »Rede« so genau wie möglich wiederzugeben. Sie sagte:

»Ich bin schon wieder müde, dabei habe ich doch fast den ganzen Vormittag geschlafen. Ich will aber nicht immerzu schlafen. Dauernd fallen mir die Augen zu, und ich muß mich anstrengen, sie offenzuhalten. Und jedesmal, wenn ich die Augen wieder aufmache, sehe ich alles doppelt, und es dauert erst eine Weile, bis ich wieder richtig sehe.
Das ist doch überhaupt kein richtiges Leben mehr.
Ich kann und ich will nicht mehr so leben.
Und meine Beine spüre ich gar nicht mehr.
Zu nichts habe ich mehr Lust, und freuen kann ich mich auch nicht mehr.
Und was ich da mache, ist doch gar kein richtiges Atmen, hört euch das doch bloß mal an. Ich kriege kaum noch Luft. Stuhlgang habe ich auch nicht mehr richtig.

Holt mich hier bloß 'raus, ich kann nicht mehr, ich will auch nicht mehr!«

Diese Worte erschreckten und überraschten uns um so mehr, als sie ja, durch ihr kurzes, röchelndes Atmen verursacht, stoßartig abgehackt kamen und seit langer Zeit erstmals wieder Klagen enthielten. Wir waren jedoch unserer »Rolle« so verhaftet, daß wir nur unwesentliche, oberflächliche Besänftigungen von uns gaben, obwohl wir innerlich brannten.

»Soll ich den Arzt holen?« fragte ich. »Ja!«

Der Doktor kam sofort. Auf dem Flur sagte er mir, daß es um Sabrina böse stehe und daß damit zu rechnen sei, daß sie das bevorstehende Wochenende nicht überleben werde. Diese Worte machten auf mich überhaupt keinen Eindruck, warum, weiß ich nicht. Ich nahm sie zur Kenntnis und war sofort wieder bei den aktuellen Vorgängen.

Der Stationsarzt fragte Sabrina, ob sie eine Atemerleichterung wünsche, und sie bejahte. Er verschwand, und gleich danach brachten zwei Schwestern das Inhalationsgerät, das bis vor kurzem noch in ihrem Zimmer gestanden hatte (sie inhalierte zuvor jeden Tag mehrmals), wieder herein. Das Gerät braucht eine gewisse Anheizzeit, deswegen schlossen die Schwestern es nur an das Netz an, und Sabrina meinte, sie brauchten sich nicht weiter darum zu kümmern, wir machten das schon. Nach einigen Minuten kam aus dem Röhrchen eine feine Dampfwolke.

»Jetzt ist es gut, schiebt es zu mir!« sagte Sabrina. Etwa zehn Minuten atmete sie die Dämpfe ein, ohne daß, für uns merkbar, eine spürbare Verbesserung ihres Atmens eintrat.

»Nun ist es genug«, meinte Sabrina und gab dann militärisch knappe Anweisungen zur korrekten Außerbetriebnahme des Gerätes: »Erst die Tülle vom Patienten wegdrehen, dabei den Holzgriff anfassen, das Gerät ist heiß!
Stecker aus der Steckdose!
Gerät beiseite schieben!«

»Du bist ja fast eine perfekte Krankenschwester«, bemerkte Helga, als sie diese Kommandos ausführte, doch Sabrina war nicht zum Scherzen aufgelegt. Das war gegen 15.15 Uhr.

Da Sabrina wiederum mit der Müdigkeit kämpfte, bot ich ihr an, weiter vorzulesen. Sie lehnte ab, sagte jedoch kurz danach: »Lies mal doch, Vater!«

Ich nahm also »Angelique« zur Hand und las von Seite 527 bis 529. Dort ist ein Absatz, und da Sabrina die Augen geschlossen hielt, fragte ich sie, ob ich noch weiterlesen solle.

Sie nickte und röchelte »ja«.

Als ich weitere vierzig Zeilen gelesen hatte, sagte Helga plötzlich ganz ängstlich: »Hans, hör doch mal auf, halt doch mal an!«

Es war mit einemmal ganz still im Raum, und im selben Augenblick war mir klar, was da fehlte.

Sabrina hatte aufgehört zu atmen, das Röcheln war weg.

Ich sah noch, wie das Zucken und Beben ihrer Brust langsam aufhörte, im Verlauf einiger Sekunden. Ihr Herz hatte aufgehört zu schlagen.

Sabrina war tot. – – –

»Jetzt ist es zu Ende«, sagte ich, tonlos, wie ich annehme. Und plötzlich durchfuhr es mich: Kein Laut, kein Ton war zu hören gewesen, keine Bewegung irgendwelcher Art markierte ihr Lebensende. So, wie eine Uhr stehenbleibt, indem die Unruh' noch etwas nachpendelt, genauso hat auch Sabrinas Leben aufgehört. Einen eigentlichen Todeskampf hatte sie nicht zu bestehen, doch was waren die letzten Tage und Wochen anderes?

Ich rannte 'raus, um einen Arzt zu holen, fand keinen, sagte ein paar Schwestern Bescheid und lief zurück. Helga hielt Sabrinas Kopf und versuchte ihre Augen, die sich einen Schlitz weit geöffnet hatten, wieder zu schließen, immer wieder und immer wieder, und dabei schluchzte sie und weinte und weinte. Da konnte ich mich auch nicht mehr halten.

Fünf oder zehn Minuten später kamen mehrere Ärzte, und man geleitete uns beide in einen anderen Raum, wobei viele Stimmen gleichzeitig, eine immer lauter und schriller als die andere, wie mir schien, auf uns einredeten, um uns zu trösten. Ich muß ziemlich unbeherrscht reagiert haben, denn man ließ uns wieder allein.

Etwa eine halbe Stunde wird dann vergangen sein, eine Zeit, in der sich unser Bewußtsein, unser Schmerz und unser Leben völlig verwischten, so daß wir weder lebten noch tot waren, weder wachten noch schliefen, weder etwas fühlten noch gefühllos waren und die Zeit zeitlos erschien. Als dann die Oberärztin kam, waren wir beinahe »normale« Menschen, die natürlich um ein verlorenes, geliebtes Kind trauerten und ab und zu weinten, aber im großen und ganzen ansprechbar waren.

Die Ärztin sprach beruhigend auf uns ein, sagte, daß wir doch gewußt hätten, wie es um Sabrina stand, und daß es für sie nur eine Erlösung sei. Worte, nichts als Worte! Natürlich wußten wir das alles, und unser Verstand sagte uns dasselbe – doch unmöglich konnte unser Gefühl, unser »Herz«, den Verstand verstehen.

Bald nach der Ärztin kamen Schwestern und brachten Sabrinas Sachen, doch bevor wir dieses für uns so außergewöhnliche Haus verließen, baten wir darum, unsere Tochter noch einmal sehen zu dürfen.

Sie lag unverändert. Unter ihrem Kopf lag ihr »Fritzchen«, das kleine Kopfkissen, das übersehen worden war, als man ihre Sachen zusammenpackte, und das man uns später nachbrachte.

Wir haben Sabrina am 5. August, dem Tage ihrer Beerdigung, noch einmal in ihrem weißen Sarg gesehen. Bekleidet mit einem Perlonnachthemd, einem Stück, das Helga zehn Jahre zuvor geschenkt bekam und das sie damals nur einmal zum Fotografieren anhatte (»in Perlon schlafe ich nicht gern, außerdem ist es viel zu schade; ich werde es Sabrina zur Hochzeit schenken!«), sah Sabrina wie schlafend aus, schön auch noch im Tode.

III

Wie leben wir nun weiter? Die Konzentration auf Oliver hat uns vor dem – zumindest zeitweiligen – Gehenlassen bewahrt.

Mitte September 1976 räumten wir Sabrinas Zimmer aus, renovierten es und brachten ihre Sachen in die Dachkammer (richtig durchgesehen haben wir sie bis jetzt noch nicht, dazu fehlte die Kraft). Oliver wohnt seitdem wieder im »Kinderzimmer«.

Auch die Arbeit ist wichtig. Obwohl sie uns nicht mehr so viel bedeutet wie vordem, füllt sie unser Leben nun noch mehr aus.

Und doch – es kommen immer wieder Fragen auf, bringen schlaflose Nächte, bedrängen uns am Tag. Aber wie wir uns ihnen auch stellen, um Antworten ringen ... wir finden keine Ruhe.

Der »Tod« liegt außerhalb des Faßbaren, des Begreifbaren. Wie groß ist die Unendlichkeit? Wie schlimm ist der Tod? Beide Fragen sind einfach nicht befriedigend zu beantworten. Und das ist gut so! Denn wäre es anders, würde sich jeder Mensch, der einen lieben Angehörigen verliert, umgehend das Leben nehmen wollen – müssen! So schlimm ist der Tod!

Es kann einen zum Wahnsinn treiben. Früher habe ich nie verstanden, wie Menschen die Kontrolle über ihren Verstand verlieren und z. B. Selbstmord begehen können. Ich bin auch heute weit weg davon, aber ich weiß jetzt, wie groß die Kräfte sein können, die danach trachten, das gewohnte, klare Bild der Existenz und des Bewußtseins zu zertrümmern.

Es bleiben jedoch nicht nur Fragen; auch viele Gegenstände, Menschen und Orte gibt es, die uns immer wieder an Sabrina erinnern, an ihren Tod denken und uns gegen Tränen ankämpfen lassen. Und doch möchte ich das alles nicht missen. Ich möchte auf keinen Fall in ein fernes Land ziehen und die Brücken und Erinnerungen hinter mir abbrechen, das wäre Verrat an Sabrina, denn eins steht für mich fest: Sabrina war das Beste, was ich in meinem Leben mit hervorgebracht habe (neben Oliver natürlich). Diese etwas merkwürdig anmutende Feststellung hat ihre Ursache darin, daß ich sowohl im Beruf als auch in der Freizeit nichts sonderlich Bedeutsames für die Nachwelt geschaffen habe. Im Gegensatz zur Zeit meiner Jugend, da ich noch voller Elan und produktiver Ideen steckte, habe ich heute den Optimismus auf eine ganz besondere Leistung von mir aufgegeben. Und zu der Zeit, zu der wir hätten sagen können: Hier ist ein Mensch, wir haben uns fast zwanzig Jahre lang redliche Mühe gegeben, haben Opfer gebracht und sind sehr, sehr stolz auf ihn – hier, Menschheit, hast du unseren Beitrag zu dir –, gibt es Sabrina nicht mehr!

Sie mußte alles hergeben: Jugend, Intelligenz, Schönheit und Leben. Mehr kann kein Mensch geben, und warum das alles? Das ist eine dieser ständig anwesenden Fragen, die mich überallhin verfolgen. Kein Mensch würde sich die Mühe machen, darauf eine Antwort zu suchen, trotzdem ist mir die Frage jederzeit gegenwärtig.

Wenn nun – wie in unserem Fall – noch die intensive Bindung hinzukommt, die während der letzten vier Wochen ihres Lebens zwischen uns dreien gewachsen ist, ein Zusammenschmieden durch zusätzliche Liebe aus dem Wissen um den unausweichlichen Tod auf der einen und das Fühlen der bedingungslosen Opferbereitschaft und selbstlosen Liebe auf der anderen Seite, dann vervielfältigt sich – so jedenfalls unsere Empfindung – die Größe des Verlustes und des Schmerzes noch. Anfangs quälte uns die Frage:

Haben wir, oder hat jemand anderes, irgendeine Mitschuld an Sabrinas Tod?

Die Antwort darauf war für uns von größter Wichtigkeit, weil sie entscheidenden Einfluß auf unsere weitere Lebenstüchtigkeit hatte.

Ich kann und will hier nicht alle Überlegungen, die bei uns eine Rolle spielten und die die Ärzte angestellt haben, wiedergeben; für uns ist nur wichtig zu wissen, daß keiner der vielen Ärzte, mit denen Sabrina in ihrem letzten Lebensjahr zu tun hatte, auch nur im entferntesten daran gedacht hat und – wie uns überall glaubhaft versichert wurde – aufgrund bisheriger Erkenntnisse der Ärzteschaft selbst im internationalen Maßstab nicht daran denken konnte, als Ursache ihrer anfänglichen, verschiedenartigen Schmerzen und Beschwerden Krebs in Betracht zu ziehen. Wenn man bedenkt, daß Sabrina insgesamt zehneinhalb Wochen im

Krankenhaus lag, Ärzte verschiedenster Fachrichtungen nach der Ursache suchten, man aber nur in den letzten drei Wochen wußte, daß sie Krebs hatte, dann zeigt sich dieser Fall so richtig von seiner wahren, heimtückischen Seite.

An dieser Stelle muß ich unbedingt darauf hinweisen, daß die Röntgenaufnahme, die am 1. Juni in der Orthopädischen Klinik gemacht worden war, an ihrer Wirbelsäule absolut keine krankhaften Veränderungen zeigte (wir haben uns selbst davon überzeugen können), während in einer solchen vom 9. Juli die Lendenwirbel nicht einmal in ihren Umrissen zu erkennen waren. Das Ergebnis der Sektion ergab:

Zerstörung der Wirbelsäule bis zum Hals, der Oberschenkelknochen, des Brustbeins und der Eierstöcke. Dazu kommen mehr oder weniger starke Zerstörungen der inneren Organe, besonders der Lunge.

Vollkommen frei von Zerstörungen waren der Magen, das Herz und die Gebärmutter. Mit Bekanntwerden dieser letzten Information stand fest, daß auch eine übliche gynäkologische Untersuchung keinerlei Hinweise auf ihre Krankheit gebracht hätte. Damit steht aber auch fest, daß allein das Röntgen eine Diagnose zu erbringen vermochte, es sei denn, man hätte sie operiert.

Daß dies aber nicht geschah, geschehen mußte, ist uns nachträglich noch ein Trost, denn die zu erwartenden Komplikationen – physisch und psychisch – hätten Sabrinas Situation um ein vielfaches verschlimmert. Es konnte auch im nachhinein nicht mit Sicherheit bestimmt werden, ob das Muttergeschwür im Eierstock, in den Knochen der Wirbelsäule oder im Brustbein gewesen ist. Fest steht nur eins, und das wurde uns kurz vor Weihnachten in einem abschließenden Gespräch vom Chefarzt gesagt: Es war der bösartigste und aggressivste Krebs, der ihm bis dahin bekannt geworden ist.

Wir sind jedenfalls nach vielen Überlegungen und Gesprächen davon überzeugt, daß man im Zusammenhang mit Sabrinas Krankheitsverlauf von keiner »Schuld« sprechen kann.

Es gibt das bekannte Sprichwort: Die Zeit heilt alle Wunden!

Das mag grundsätzlich stimmen, doch wurde unser Schmerz über ihren Tod während der Zeit danach sogar größer und qualvoller. Am Anfang war die Erinnerung an sie noch frisch, aber als ihr Bild im Gedächtnis sich ganz langsam zu verwischen begann, bemächtigte sich meiner eine ständig wachsende, nagende Unruhe. Es ist vielleicht so ähnlich, wie wenn man einen Gegenstand verloren hat; zuerst sucht man in aller Ruhe da, wo er normalerweise liegen könnte. Ist er dort nicht, wird man unruhiger und schaut auch dort nach, wo er im allgemeinen nicht liegt, bis man zuletzt in höchster Erregung selbst an den unmöglichsten Stellen wie ein Verrückter sucht, am Ende resigniert, sich abfindet mit der Tatsache, daß das Gesuchte weg ist. Wann dieses Sichabfinden mit Sabrinas Tod bei mir eintreten würde, wußte ich nicht, sehnte es aber schon herbei.

Zeitweilig durchlebte ich die eigenartige Situation, daß sich Verstand und Gefühl trennten, wenn der Schmerz und die Verzweiflung übergroß wurden – so als wollte der Verstand damit nichts zu tun haben. Ich hatte dann selbst den Eindruck, daß mein Verstand auf mein »Gefühls-Ich« schaut und großzügig wartet, bis es sich wieder gefaßt hat. In meinen Schmerz hinein sprach der Verstand dann etwa: »Na ja, hier kannst du heulen, hier ist ja niemand, der es sieht!« oder: »Du hast heute schon genug geheult!« oder manchmal sogar: »Heule ruhig weiter, man soll sehen, wie schlecht es dir geht!«

Das alles war mir (welchem »mir«?) dann furchtbar unangenehm, aber es half mir, meine Schwäche zu überwinden, d. h. mein Gefühls-Ich und mein Verstandes-Ich wieder zu vereinen.

Ich möchte ständig die Zeit anhalten, damit der Abstand zur Tochter nicht noch größer wird.

Nahezu zwanzig Jahre haben wir gebraucht, um eine erwachsene Tochter zu haben. Zwanzig Jahre! Das ist etwa die Hälfte des Lebens, des Ehelebens, denn die Zeit davor, die eigene Kindheit, rechnet hier nicht.

Wir haben ernsthaft überlegt, ob wir uns einen »Ersatz« schaffen, ob wir uns noch ein Kind anschaffen. Alle, und nicht zuletzt die Ärzte, waren dagegen, mit einer Unzahl von Argumenten:

Wir sind zu alt, bei älteren Ehepaaren ist die Gefahr, ein schwachsinniges Kind zu bekommen, größer, die Schwangerschaft wird viel schwieriger, die Schilddrüsenanfälligkeit meiner Frau verbietet eine Schwangerschaft, das Kind kann ein Junge sein, das Kind wird immer an der idealisierten Sabrina gemessen, das Kind ist niemals Ersatz, darf niemals Ersatz sein, es muß als unabhängiges, selbständiges

Lebewesen gesehen werden, das Kind hat dann sehr alte Eltern usw. usw.

Warum auch sollen wir uns unsere »Enkel« alleine machen?

Wir haben also diesen Gedanken wieder fallengelassen.

Ein Adoptivkind? Auch nicht gut, denn wenn es klein ist, trifft ein großer Teil der Argumente auch hier zu, wenn es aber schon größer ist, kann es leicht als Fremder angesehen werden, weil einfach das langjährige gemeinsame Zusammenleben fehlt, und wenn es dann aus dem Haus geht, was relativ bald geschehen kann, ist vielleicht zu wenig von dem da, was als »familiärer Zusammenhalt« gilt, wobei gar nicht in Abrede gestellt werden soll, daß es oft besser gehen mag, als wir uns jetzt vorstellen können.

Nun hatten wir in den letzten Jahren Sabrina davor gewarnt, sich zu frühzeitig ein Kind anzuschaffen. Wenn sie die Pille noch nicht wollte, so war das ihre freie Entscheidung. Aber wir wollten unter keinen Umständen in die Rolle von »praktizierenden Großeltern« gedrängt werden. Wir hätten uns – davon waren wir wenigstens damals überzeugt – durch ein mögliches Enkelkind im Ablauf unserer häuslichen, vor allem aber beruflichen Lebensgewohnheiten keineswegs stören lassen. Da wir beide voll berufstätig waren und sind, ist dieser Vorsatz sicher zu verstehen. Für Sabrina wären mit einem Kind zur damaligen Zeit entweder große Schwierigkeiten, zusätzliche Arbeiten und Belastungen oder ein Abbruch ihrer beruflichen Entwicklung verbunden gewesen.

Und nun?

Wie glücklich wären wir jetzt, und was würden wir dafür geben, wenn sie in diesem Fall nicht auf uns gehört hätte! Ein Enkelkind, womöglich ein Mädchen, das ihr in Charakter und Aussehen ähnlich wäre, pflegen zu können und aufwachsen zu sehen – was wäre das nun für ein Glück! Wie gerne würden wir auf all das verzichten, was wir damals nicht hätten aufgeben wollen …

So schnell kann sich eine Maxime ins Gegenteil verkehren.

Kein Mensch erwartet von mir, daß ich über Sabrinas Leben und Sterben schreibe, ich mußte es einfach tun, obwohl Schreiben eine mir unangenehme Beschäftigung ist. Dann werde ich über ihr Leben ein großes Fotoalbum anlegen, und ich habe noch mehr Ideen.

Diese Aufgaben – ob sie nun als Beschäftigungstherapie oder als Ablenkungsmanöver aufgefaßt werden, spielt dabei keine Rolle – verhalfen mir dazu, mich diesen tragischen Erlebnissen und Erfahrungen soweit zu stellen, sie so zu verarbeiten, daß ich zum Jahreswechsel 76/77 schaffte, im Beisein anderer Tränen zu unterdrücken, wenn von Sabrina die Rede war. Inzwischen kann ich stundenlang über Sabrina sprechen, schlimm sind nur jeweils der Anfang und das Ende.

Ganz anders Helga. Zum Jahreswechsel mußte sie ins Krankenhaus, da sie, die schon immer schlank war, fast dreißig Pfund abgenommen hatte. Sie fand und fand keinen Halt, die Verzweiflung zehrte sie aus. Es folgten schreckliche sechs Wochen, in denen sich viele äußere Parallelen zu Sabrina einstellten: Großer Durst (Cola), gieriger Appetit auf Eis, Schmerzen in den Beinen, Schmerzen im Rücken, schnelles Atmen, Röcheln beim Einatmen, Abnehmen (dünne Beine), Dickwerden der Fesseln, drückende Fältchen in der Matratze.

Helga hatte sich dann – gegen den Rat der Ärzte – für den schon lange eingeplanten Urlaub im Vogtland in der zweiten Februarhälfte aus dem Krankenhaus entlassen und gesund schreiben lassen. Die ausgedehnten täglichen Spaziergänge taten ihr gut, sie nahm erstmalig etwas zu und fühlte sich allmählich besser.

Auf dem Grabstein soll eine Sonnenblume sein – ein wenig deshalb, weil wir fühlen, daß mit Sabrinas Tod für uns die Sonne an Wärme und lebenserhaltender Kraft eingebüßt hat, vor allem aber, weil Sabrina diese Blume besonders mochte.

Der Spruch, der zu den Lebensdaten eingemeißelt wird, stammt nicht von uns. Ihn ließen ihre Mitschüler und Mitschülerinnen auf die Schleife des Kranzes drucken, den sie ihr zur Beerdigung aufs Grab legten:

Dein Lachen bleibt unter uns!

Das große Erinnerungsalbum an Sabrina ist fertig. Im Format 30 mal 40 cm enthält es auf 160 Seiten ca. 1600 Fotos, gibt gewissermaßen eine Bildabfolge ihres Lebens wieder.

Wir wollen uns nun doch wieder ein Kind anschaffen, allen Widrigkeiten zum Trotz. Dadurch werden ganz sicher alle Gefühle für Oliver sowie die zu unserer toten Tochter in keiner Weise geschmälert. Der Hauptgrund ist jedoch der: Wir müssen uns wieder eine Aufgabe schaffen, die uns abzulenken vermag von unserem bisweilen endlos erscheinenden Leid. Ob uns das aber in unserem Alter noch beschieden sein kann? Die Zukunft wird es zeigen.